I0791664

# Neuroakashico®
## el gran observador

Un avance en
neurociencias

Ana Silvia Lara

BALBOA.PRESS

A DIVISION OF HAY HOUSE

Derechos reservados © 2020 Ana Silvia Lara.

Todos los derechos reservados. Ninguna parte de este libro puede
ser reproducida por cualquier medio, gráfico, electrónico o mecánico,
incluyendo fotocopias, grabación o por cualquier sistema de almacenamiento
y recuperación de información sin el permiso por escrito del editor
excepto en el caso de citas breves en artículos y reseñas críticas.

Este libro es una obra de no ficción. A menos que se indique lo contrario, el
autor y el editor no hacen ninguna garantía explícita en cuanto a la exactitud
de la información contenida en este libro y en algunos casos, los nombres
de personas y lugares se han modificado para proteger su privacidad.

Puede hacer pedidos de libros de Balboa Press en
librerías o poniéndose en contacto con:

Balboa Press
Una División de Hay House
1663 Liberty Drive
Bloomington, IN 47403
www.balboapress.com
844-682-1282

Debido a la naturaleza dinámica de Internet, cualquier dirección web o
enlace contenido en este libro puede haber cambiado desde su publicación
y puede que ya no sea válido. Las opiniones expresadas en esta obra son
exclusivamente del autor y no reflejan necesariamente las opiniones del editor
quien, por este medio, renuncia a cualquier responsabilidad sobre ellas.

El autor de este libro no ofrece consejos de medicina ni prescribe el uso de técnicas
como forma de tratamiento para el bienestar físico, emocional, o para aliviar
problemas médicos sin el consejo de un médico, directamente o indirectamente.
El intento del autor es solamente para ofrecer información de una manera general
para ayudarle en la búsqueda de un bienestar emocional y espiritual. En caso
de usar esta información en este libro, que es su derecho constitucional, el
autor y el publicador no asumen ninguna responsabilidad por sus acciones.

Las personas que aparecen en las imágenes de archivo
proporcionadas por Getty Images son modelos. Este tipo de
imágenes se utilizan únicamente con fines ilustrativos.
Ciertas imágenes de archivo © Getty Images.

Información sobre impresión disponible en la última página.

ISBN: 978-1-9822-5504-6 (tapa blanda)
ISBN: 978-1-9822-5503-9 (tapa dura)
ISBN: 978-1-9822-5549-7 (libro electrónico)

Numero de la Libreria del Congreso: 2020918406

Fecha de revisión de Balboa Press:   10/27/2020

**Sobre la autora:**

Ana Silvia Lara

Nacida en la ciudad de Comitán de Domínguez, en el estado de Chiapas, México; fundadora de Escuela Akashica® Akashic School Inc y creadora del Neuroakashico®. Directora de la Asociación Civil, Dar Luz y Amor. Es escritora, conferencista, instructora y coach certificada por la Secretaría de Educación Pública (SEP) y el CONOCER México.

Además, cuenta con estudios de formación para instructores, genética, factores de riesgo psicosociales, metodología SOLVE, certificación clínica en estrés, ansiedad y autorregulación, entre otros.

Cuenta con más de 12 años de experiencia compartiendo clases, cursos, sesiones, consultorías y certificaciones de manera presencial y a distancia, individual y grupal. Durante algunos años de 2012-2017, compartió la formación akashico® tradicional, o lo que se conoce como registros akashicos.

A partir de 2017, comenzó a crear, desarrollar, transmitir, dar y compartir la certificación Internacional Neuroakashico® modalidad presencial y online en plataforma e-learning, como herramienta de transformación, integración y renovación para lograr el equilibro de la potencia cerebral, el estado armónico, coherente o potencial neuroakashico® a niños, jóvenes y adultos en nivel de practicantes y facilitadores a nivel nacional e internacional.

# Índice

## Agradecimientos

Este libro no habría salido a la luz sin la colaboración y contribución de muchas personas que me he encontrado a la largo de la vida: amigos, usuarios, consultantes, maestros, estudiantes, facilitadores, practicantes, situaciones, eventos y circunstancias que han contribuido, gracias a todos, gracias al amor y la luz.

En memoria a mi padre Gustavo Lara, y en honor a mi madre María Concepción Avendaño, a mi perrito Barni, quien es amigo y compañero, mi otra parte y extensión. Mi gratitud a mis hermanas, sobrinas, a toda mi familia y mi sistema de red familiar. Gracias a mi sobrina Paola Ramos por ser parte de la edición en español y a Paulina Serros por la edición en inglés.

Todo mi agradecimiento y honor al Dr. Hamer, al Dr. Jacobo Grinberg y a Nikola Tesla por su legado a la humanidad, gracias a este legado que nos han dejado estos grandes científicos, actualmente contamos con la evidencia empírica científica del funcionamiento del equilibrio del potencial neuroakashico®. Un agradecimiento a todos los usuarios, practicantes y facilitadores de Escuela Akashica® y a Dar Luz y Amor Asociación Civil. Gracias a la Dra. Icela Sánchez, por su contribución y amor para compartir.

Te invito, a que sin juicio y expectativa abras tu corazón con la gran llave maestra, que es el principio de unidad. Honrar y respetar, son los pilares y principios de Escuela Akashica®, de la mano con el compromiso, lealtad, responsabilidad, amor, fe, paciencia, confianza, certeza, discernimiento, la palabra, la verdad y el agradecimiento.

o    Este libro ha sido editado en español y traducido al inglés.

# Prólogo

La intención de este libro, es que cuando lo abras y comiences a leer, cada palabra te llene, te transporte, te transmita y expanda el amor y luz en tu corazón. Encontrándote contigo, reconociendo al gran ser humano lleno de amor y de luz, que ya es en ti.

Una de mis más grandes misiones en la vida, es expandir la palabra y el conocimiento y los principios de unidad, que este libro llegue a las casas, hogares, escuelas, núcleos familiares, oficinas, trabajo, etc. y podamos desde aquí dar, compartir y expandir.

Lee y comparte este libro, léelo desde la mirada de la conciencia de unidad, desde el amor más puro, desde tus células, y que se proyecte en tus neuronas lo que corresponde a cada uno. Que en el momento que sea leído, se active el amor puro e infinito para compartir y expandir esta conciencia de unidad. Tomo la fuerza de mi linaje ancestral que ya está en mí, todas esas mujeres y hombres que me antecedieron para llevar esto a todos los lugares del mundo y expandirlos.

Gracias por darte y compartir este regalo, recuerda tu esencia divina, todos venimos y somos amor. El conocimiento es para compartirlo y expandirlo a todos. He decidido compartirte mi misión, la de enseñar y transmitir con el ejemplo, la de aceptar y cumplir la obligación de servicio y amor humanitario, y destacar los dones y habilidades espirituales que nos convierten en seres de amor y luz. Escribir un libro es trascender todas las fronteras que hay

Mi misión, es enseñar y transmitir la esencia a través del conocimiento con amor. Multiplicar el legado que ya es en mí, en ti, a la humanidad. Lo importante es lo que hay en el corazón, para dar y compartir las enseñanzas del amor y desde el corazón expandirlo. Este libro, es mi graduación, está hecho con y desde el amor, el cual cierra un ciclo y abre nuevos para compartir y expandir esta conciencia de unidad.

Todo tiene un tiempo y un ciclo en nuestra vida, el mío está aquí y ahora, espero que tú leas este libro maravilloso, encuentres y halles las respuestas que requieres en este momento de tu vida y pueda ser el timón y la direccionalidad para ejecutar la gracia del amor en tu vida y la de tu entorno. El conocimiento está en el corazón, es abrirse a recibir lo nuevo.

Mi compromiso con el campo n+1, es compartir y que esto transforme tu vida. La luz ya es en ti, la luz ya es en mí. ¡La luz ya es en nosotros! El corazón, solo recibe lo que tiene preparado para dar y compartir. Abre las fronteras de tu corazón a lo desconocido. La llave es nuestro corazón que expande el legado a otros lugares, ser el emisor del amor, es dar y compartir a través de un corazón abierto y bondadoso. Atrévete a volar del nido, mirando a través del corazón, observa, da, comparte y recibe.

El verdadero acto de amor, es la apertura de la conciencia de unidad, a lo que nos lleva esta herramienta, técnica, estilo, filosofía de vida y evoluciones múltiples al servicio de la humanidad. Que este libro sea el faro, pilar y el ancla para lograr tu propia transformación hacía el gran observador, date la oportunidad de experimentarlo y de renovar tu propia vida. Disfrútalo.

# Introducción

La salud mental es un tema muy importante hoy día; en el presente libro hablaremos sobre cómo vivir en estado de completo bienestar y salud física, emocional, mental y social. Vivir en equilibrio, paz, armonía, claridad y rendimiento mental, estado coherente y ecuánime; esto se logra a través de equilibrar la potencia o rendimiento cerebral, integrando la herramienta de Neuroakashico®, como herramienta de salud mental y bienestar, para mitigar y reducir los riesgos de factores psicosociales como es el estrés, estrés emocional y laboral, ansiedad, depresión, miedo, temor, angustia, trauma, entre otros.

Según la Organización mundial de la salud (OMS) y la Organización internacional del trabajo (OIT) 65% de los empleados sufren o han sufrido estrés laboral, lo cual tiene un impacto negativo superior al 80% en los casos de baja productividad. De acuerdo con la OMS en 2020, la principal causa de baja laboral es el estrés, además, que el estrés, la ansiedad y la depresión afectan nuestro sistema inmunológico y suprimen a las células inmunitarias.

Por ello, Neuroakashico®, es un programa de salud y contención emocional y mental; es el combustible celular, el gran observador, la conciencia de unidad. Este libro, plantea Neuroakashico® como herramienta de vida para lograr el equilibrio de la salud y bienestar; se plantea como un modelo educativo, adaptable y autosustentable para reducir los riesgos psicosociales.

Por lo tanto, es una herramienta al alcance de todos, en vías de expansión y despertar de la humanidad en su conjunto e integración al todo hacia la gran observador. A través de tres ejes, de una educación continua virtual, el programa de Neuroakashico®, tiene la modalidad en línea con una plataforma E-learning donde comparte la certificación internacional, además de conferencias, master class y congresos en línea, entre otros. El segundo eje, es la creación de parques temáticos virtuales y presenciales y el último eje, es la creación de campus, ciudades y comunidades neuroakashico®, con la finalidad de compartir y expandir.

Neuroakashico® está dirigido y diseñado al público en general, para trabajar en niños, jóvenes, adultos, grupos, empresas, organizaciones, corporativos. Y en diversas áreas: educativa, empresarial, profesionales de la salud, seguridad, y la población en general, a nivel nacional e internacional; con la finalidad de lograr el equilibrio, el estado armónico y ecuánime, bienestar, productividad y así mejorar nuestra calidad de vida.

La finalidad, es lograr que haya un observador en cada casa, aumentar el número de masa crítica y enfatizar en el despertar masivo de la conciencia de unidad. Neuroakashico®, es complementario a todo tratamiento médico y/o psicológico, sin ningún credo o religión. Transmitimos con honor y honra esta filosofía, herramienta y estilo de vida.

Recordemos que en la Declaración Universal de los Derechos Humanos en su art. 1: *"Todos los seres humanos nacen libres e iguales en dignidad y derechos y, dotados como están de razón y conciencia, deben comportarse fraternalmente los unos con los otros". Hablando sobre dignidad como principios de unidad.*

Escuela Akashica®, habrá cumplido su misión, transmitiendo, compartiendo y expandiendo la palabra sagrada, que es el amor y la luz. Una de las misiones es el dar, bajo los principios de unidad, a compartir y expandir. Todos venimos a evolucionar para el gran encuentro hacia la unidad. Escuela Akashica®, es transformación, integración, cambio, unión, unidad, renovación, expansión. El amor suma y es el paso de nuestra evolución, enseñamos, compartimos, transmitimos y expandimos la maestría del amor. El amor suma, el todo suma, la unidad suma y ya es.

La invitación es a unirnos y motivarnos, a compartir y expandir el camino de la luz y el amor. El aprendizaje es la luz, y deja al poder del amor actuar sin intervención. Cuando se está listo para recibir, este libro llega a ti. Te invito a que abras tu corazón para vivir lo imperdible en este viaje. Te honro y agradezco por confiar en la luz que hay en ti.

# CAPÍTULO 1

# Principios de Unidad

## Los principios de unidad

> "Los principios de unidad son
> las perlas del gran precio"
>
> Ana Silvia Lara

Los principios de unidad, son el ABC del observador; son la base de la creación. Primero fueron dados los combustibles celulares Neuroakashico® y posteriormente al lograr equilibrar la potencia cerebral al hiper alto nivel, llegaron estos principios de unidad para ser compartidos y expandidos. A través de estos principios entiendes cómo funciona el universo. Estos principios es algo que llevas puesto como el vestido, no es algo externo, es como el vestido con perlas, diamantes, cristales; y tienen relación con los patrones de interferencia, los campos $n+1$ y los sistemas de redes neuronales.

Estos principios de unidad son inquebrantables, no se trata de creer, se trata de conectar con la conciencia de unidad y sentir que ya eres. Esta conciencia de amor y luz, de compartir, vibrar, resonar, expandir y amplificar son principios de unidad, desde nosotros mismos, en nuestros corazones, así como también el de nuestras familias y entorno en general.

Construye y constituye tu propia vida bajo los principios de unidad. Se sugiere construir una vida y compartir estos principios, en la relación de pareja, proyecto de vida, matrimonio, familia, negocio, empresa, se sugiere trabajar estos principios o al menos tener la intención de participar, vivir y trabajar, esto será la luz todos los días. Basta con tu intención de corazón, de dar amor, éste será el principal combustible; estarás integrando estos principios de unidad, y de todas las palabras que terminan en – dad- para nosotros significa luz; lee estas palabras de 3 en 3; tiene un efecto neuronal en el usuario. Permite, date un momento para observar e integrar entre cada línea:

- Perdurabilidad, Impecabilidad, Durabilidad
- Totalidad, Multiplicidad, Replicidad
- Simplicidad, Serenidad, Seriedad
- Afabilidad, Flexibilidad, Honestidad
- Sensibilidad, Integridad, Confiabilidad
- Racionalidad, Credibilidad, Ecuanimidad
- Unidad, Realidad, Grandiosidad
- Unicidad, Fecundidad, Dignidad
- Asertividad, Fraternidad, Luminosidad
- Solidaridad, Efectividad, Productividad
- Sexualidad, Igualdad, Equidad
- Paridad, Dualidad, Polaridad
- Necesidad, Toxicidad, Natalidad
- Mortandad, Gratuidad, Sororidad
- Vacuidad, Permisibilidad, Vulnerabilidad
- Impecabilidad, Afabilidad, Eternidad

- Bondad, Vulnerabilidad, Hermandad

- Prosperidad, Direccionalidad, Continuidad

- Reciprocidad, Adversidad, Lateralidad

- Felicidad, Accesibilidad, Nacionalidad

- Compatibilidad, Comunidad, Privacidad

- Movilidad, Autenticidad, Amenidad

- Conectividad, Cognitividad, Voluntariedad

- Imparcialidad, Flexibilidad, Neutralidad

- Confidencialidad, Adaptabilidad, Factibilidad

- Humildad, Autenticidad, Originalidad

- Causalidad, Singularidad, Multiplicidad

- Prioridad, Emocionalidad, Impulsividad

- Neuroplasticidad, Intencionalidad, Potencialidad

- Flexibilidad, Comicidad, Velocidad

- Tonalidad, Temporalidad, Comunidad

- Saciedad, Sociedad, Previsibilidad

- Predictibilidad, Posibilidad, Paralelidad

- Relatividad, Conductividad, Elasticidad

- Viscosidad, inclusividad, Movilidad

- Majestuosidad, Unidad, Voluntariedad

- Imparcialidad, Flexibilidad, Neutralidad

- Confidencialidad, Universalidad, Inmunidad

- Histocompatibilidad, Patogenicidad, Probabilidad

- Combatividad, Inefabilidad, Espasticidad

- Gravedad, Atemporalidad, Insustancialidad

- Vulnerabilidad, Probabilidad, Inmunidad

- Portabilidad, Elasticidad, Municipalidad

- Transportabilidad, Frontalidad, Portabilidad

- Alcalinidad, Volatibilidad, Emocionalidad

- Radioactividad, Sincronicidad, Sutilidad

- Factibilidad, Alcalinidad, Normalidad

Observa la sincronicidad en estado armónico, la sutilidad nos permite observar lo que es, nos permite transformarnos y nos invita a realizarlo. Estos principios son aplicables, en nuestra vida diaria, laboral, profesional. En organizaciones, empresas, negocios, grupos e individuos.

Hablando de líderes de la conciencia, en corporaciones, organizaciones, grupos, empresariales, etc., algunos principios de unidad son: productividad, efectividad, publicidad, disponibilidad, accesibilidad, calidad, facilidad, responsabilidad, competitividad, proactividad, legalidad, competitividad, confiabilidad, libertad, dignidad, creatividad, sustentabilidad y asertividad.

## El principio de dar y el cerebro

*"Las perlas del gran precio,
es el principio del dar"*

*Ana Silvia Lara*

Dar es lo mismo que recibir, dar para recibir nos separa, dar más causa desequilibrio o desarmonía. Se sugiere construir, dar y compartir, permitir al otro que experimente la luz que se crea, se origina y nace en el acto del dar y recibir solo con la intención de compartir. Dar es el vehículo, motor, motivo, fundamento, mecanismo del amor.

No es la cantidad sino el amor, si el dar no es el vehículo del amor, no esperes su regreso. El dar condicionado tampoco regresa "te doy porque me das", "doy porque me das", "doy porque espero multiplicado". Cuando el dar es su función, el amor regresa multiplicado. Cuando el dar se transforma en amor y se da a través del amor, surgen lo mágico, extraordinario, los milagros.

El vehículo es el dar, desprendido de resultados, expectativas, estructuras, paradigmas, creencias, etc. El fundamento del dar es el amor, y ese amor que empieza contigo mismo y hacía los demás, ese amor que nace en el corazón y que expande. El amor que nace del corazón para dar y compartir, formando una relación sinérgica, simbiótica y viceversa.

Que el ingrediente principal sea el amor para dar. Que en todos nuestros actos del dar se establezca la relación con el amor. Que la espera sea multiplicada de tu dar, no esperes sin amor; espera con el desprendimiento total del amor sin apego, sin dolor, sin expectativa, sin resultados, sin nada a cambio. Pregúntate, ¿cómo veo al amor? y obsérvate si estas en una relación intrínseca con el amor, date cuenta que tú eres el amor.

El dar con voluntad propia, es el amor, sino regresa pregúntate cuál es tu relación con el amor. Integra el amor y tu dar se multiplicará. El dar está en ti, si no regresa, el aprendizaje y enseñanza del amor se representa de tal modo, en cualquier circunstancia, evento o situación para que recuerdes lo que es el amor. *El amor está tocando tu puerta y requiere ser visto.*

En ocasiones, ¿has observado que te confunde el dar?, No hay confusión, porque todo se basa en el dar y detrás el amor, el amor es dar y dar es el amor. Está en el dar todo bajo, la premisa del dar, está en el dar y no en los resultados del dar. El dar es el resultado del amor, agradecimiento, renacimiento y unidad. Amor más dar, es plenitud y eso es el encuentro con el amor. Uno de la finalidad es dar y compartir, el ciclo se completa, el motivo del dar es el amor, que se amplifica, se expande y se unifica en uno.

En cualquier situación que estés pasando solo recuerda dar el paso y hallarás el amor. El dar, amor y tú, es una relación trinitaria, pura e intrínseca. Se te sugiere revisar cómo está tu relación con el amor y acceder al concepto elevado del amor. Mira y observa que el amor siempre ha estado ahí, para ser reconocido desde el gran observador; se da lo que se tiene en una sola mirada.

## Ciclo del Dar

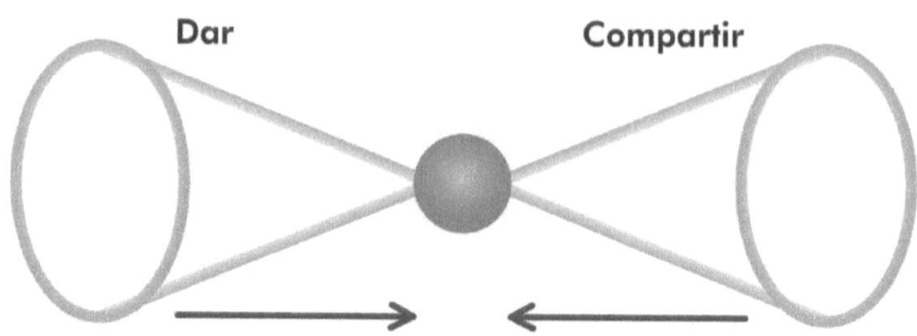


El dar es una relación sintáctica simbiótica, la capacidad del dar está en el cerebro, porque dar es el amor y es el uno con la potencia cerebral o potencial neuroakashico®. El proceso de dar, está conectado como un circuito de energía que está conectado del corazón a los hemisferios cerebrales y este ciclo del *dar* puede verse afectado por el campo n+1 (es la forma de llamarle en general a la sumatoria de los campos). El ciclo del dar, puede afectar o mermar las neuronas. El combustible de las neuronas y las células es el mismo dar.

El sistema cerebral, es el sistema de redes, es el gran cerebro maestro conectado a otros en esa gran conexión en red; en otras palabras, es el cerebro conectado a otros cerebros. Es decir, el dar es igual a la capacidad cerebral y a la capacidad neuronal. Por ello, en el corazón radica el amor que es la fuerza mayor que mueve todos los sistemas de redes, y en su totalidad a los sistemas de redes neuronales, familiares, planetarios, universales, etc.

El dar proviene del corazón, de las redes neuronales que conectan con las redes del cerebro, al no haber este ciclo, se rompe con la relación simbiótica o el estado armónico o coherencia. Entonces la capacidad del dar, merma el comportamiento de las células y las neuronas, añadido al estrés oxidativo y otros pueden provocar muerte neuronal; entonces ¿cuál es la llave para accionar este ciclo? La respuesta es el amor.

Permítete activar el amor desde tu corazón, sentirlo, merecerlo y agradecerlo, entonces este ciclo se comenzará a activar. No has fallado a nadie, no existe el fallar o errar ante el amor, solo fueron pruebas para integrarse. El aprendizaje es observar, ser consciente todos los días y a cada minuto de lo que es el amor.

Entonces se da una relación entre la conexión cerebral, las neuronas y las células a nivel del campo n+1. La conexión cerebral, genera plenitud a través de las regiones del cerebro, que es donde se conectan los transformadores akashico® y a la gran matrix akashico®, y de ahí se trae a la conciencia. El proceso del dar está relacionado con los sistemas de redes neuronales, campos n+1.

Los campos n+1 correspondientes al dar son: campo n+1, dar + campo n+1 compartir = campo n+1 la unidad. El ciclo del dar está relacionado con el cerebro, hemisferios cerebrales, corazón, intestinos, coxis, cristal central de la madre tierra, los sistemas de redes neuronales y las neuronas, madre o híper neuronas en los hemisferios cerebrales. El ciclo del dar, está relacionado con el principio femenino, la energía femenina, la madre tierra Gaia. El dar es un motor para crear algo más y darle continuidad.

Dar cuando así sea mostrado o revelado por el campo y éste pone eventos, circunstancias, pruebas, aprendizajes para integrar y transformar el dar en nuestras relaciones humanas, en el día a día.

# Ciclo del Dar

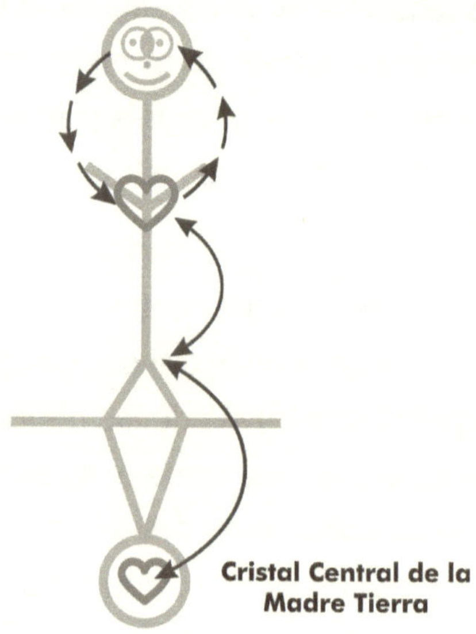


## El dar y del dinero

Dar y la energía del dinero sin separación, es dar es recibir, dar es el dinero, dar es el agradecimiento, dar es la expansión de la conciencia. El principio del dar es el dinero, el dinero es el principio del dar, el dinero es la luz, es ilimitado e inagotable como la fuente inagotable de luz. Si el dinero es el dar y la luz, por siempre es y ya es, ha sido, es y será. Se ha concebido a la energía del dinero como separado del proceso del dar, cuando es la reciprocidad, es decir, la energía del dinero es un proceso integrador a la conciencia.

El dinero es la capacidad profunda del dar; es la cantidad de luz proporcional a la potencia cerebral. El dinero está en función de la luz, de los niveles de desarraigo y anclaje mayor y el nivel de potencia cerebral. Es decir, el dinero está en proporción a cuanta luz se integra. Por ende, tu relación con el dinero es la relación que tienes con la luz. Al hablar o pensar del dinero, estamos hablando de la conciencia. La energía del dinero, activa los procesos de luz sin separación del principio del dar. Además, que activa los procesos y principios de unidad, visto desde el ciclo del dar, desde la perspectiva de Neuroakashico®. Para los procesos de unidad, ya está sucediendo; conecta desde el espacio del amor.

En el proceso de dar, observa como la mente humana ha separado del dinero, condicionas, enjuicias, generas expectativa acerca de este, y se rompen los principios de unidad. Incluso, no es la cantidad de dinero, si es más o menos, sino la energía que lleva tu dar. Observa cómo es tu dar, lo imprescindible e indispensable es el principio del dar tiene como vehículo, fundamento, motor y motivo el amor. ¿Estas listo para dar y compartir?

La energía del dinero se integra desde el dar, el dar es el dinero, el dinero es el dar, intrínseca y estrechamente relacionado uno con el otro, no hay separación; hablar del dinero es hablar del dar; el proceso del dar es en ambas direcciones y en el entorno mismo. El dar en su total manifestación del amor, ya es. Observa que el dar es recibir, el dar y compartir ya es.

Todas las peticiones en particular y en general, todo lo que corresponde ahora está en el sistema de redes del usuario; ten la certeza de que todo lo que requieras, bastará con comprométerte con los principios de unidad y todo te será dado, siéntete sostenido y contenido por algo más grande.

## Lenguaje transformador

El lenguaje crea, el lenguaje es vibración. La palabra es un código y es una frecuencia. Observa como a través de la palabra se ancla al campo, entre mayor sea el potencial neuroakashico®, más posibilidad y probabilidades de anclar de manera positiva al campo n+1; por ello, se materializa desde el pensamiento, desde la palabra y a través del campo, esto es lo que define el alto o híper alto potencial neuroakashico®, porque trabaja en el lenguaje transformador a través de las redes neuronales, teniendo efecto modulador, anclando al campo n+1.

El lenguaje, es la respuesta controlada del cerebro, hacía el desarrollo de la conciencia global o conciencia de unidad. Eres consciente de tu palabra y pensamiento y potencializas a través del lenguaje transformador, incluyente e inclusivo. Un pensamiento o una emoción, también afectan la estructura de la gran matrix akashico® y los grandes sistemas de redes.

La finalidad es lograr la intención, palabra y pensamiento para conectarlos al corazón, y de esta manera, potencializar, amplificar y expandir desde el amor. Por ello, se sugiere observar tus pensamientos verbales y mentales, ya que solo con el pensamiento se puede mover los sistemas de redes.

Este lenguaje transformador, es aquel en la cual observamos como nos conducimos con nuestra propia intención de la verdad, es decir con la intención clara desde nuestro corazón.

A medida que nos conducimos con nuestra verdad, estamos conectando con la más pura intención de la luz. Por ello, la importancia de los actos del observador y del lenguaje inclusivo o incluyente de la luz, se da a medida que observas tu lenguaje, y la forma en que estas accediendo a tu campo n+1; observando cómo se mueve la energía a través del lenguaje verbal y/o sonoro. De igual forma, se replica en otros campos n+1, ello se manifiesta y ejecuta en otros sistemas de redes. Por lo tanto, una onda sonora o pensamiento, palabra puede irrumpir otras cadenas y/o sistemas de redes.

Día a día estamos en constante prueba y aprendizaje, nuestro trabajo es observar y eso comienza con nosotros mismos; dejar de juzgarnos, criticarnos, entregar la duda y la confusión, dejar de autoexigirnos y autosabotearnos. Observarlo, entenderlo, agradecerlo y continuar. El dialogo, la palabra y la comunicación es una forma de contención. El valor de la vida es una, el único lugar seguro es el amor. Encuéntralo y refúgiate en él, así ya es.

Refléjate en el amor, míralo, siéntelo y proyéctalo en armonía en nuestros corazones. Donde hay armonía, está el amor, así ya es en tu corazón y en nuestros corazones. La luz tiene un propósito y eres tú, que tu luz invite a otros. Te invito a este reto de amor, para trabajar los principios de unidad, te invito a que todos los días, trabajemos *el lenguaje transformador*, este lenguaje que va desde nuestros pensamientos, palabras, llamado el lenguaje de la creación por medio de las letras o códigos.

Observa como la transformación del poder del lenguaje ya es; la forma de comunicar y de interrelacionarse con el entorno es dinámico, amoroso, renovador, en un proceso coherente, continuo, progresivo. Aquí, algunos ejemplos: si llega un pensamiento o palabra a ti, transformarlo oralmente o intencionalmente por *soy amor, y ya es en mí, el amor ya es en mí*, y así sucesivamente.

En conclusión, es importante observarnos y escribir nuestras vivencias y experiencias, todos los días al amanecer, agradece y ama a todo. El amor ya está en todas partes, en el acto de dar sin juzgar y sin justificar, ese es el verdadero *dar.* Dar es recibir y compartir en su máxima potencia y el universo responde. Para darte cuenta que eres uno con el todo. Eres el todo, el universo confabulo para estar ahí, en el todo; estas ahí, eres el todo, como la gran conciencia de unidad.

**El amor**

El amor suma, es el timón y la direccionalidad. El amor simplemente ya es; es el motor del cerebro y el dar es el combustible. El amor no necesita ser expresado o demostrado, cuando ya es, no necesita explicación ni justificación. Dejaría de ser amor en el momento de exigencia alguna. La invitación es mantenernos dispuestos a abrirnos a dar amor en todas y cualquiera de sus manifestaciones. Es la rendición, es el cierre de ciclos y es la integración. Este campo n+1 amor, tiene relación con: campo n+1 la relación con el amor, campo n+1 relación con la pareja y campo n+1 relación de estar en pareja.

El amor es la semilla divina y la perla del gran precio. Es la máxima potencia del ser; vibra, siente y vive el amor. Amor es el paso de nuestra evolución, tiene relación simbiótica y sinérgica, ambos caminan juntos, uno apoyándose del equilibrio y logrando el todo. El amor es el puente a la transformación y más allá del puente, no hay porque elegir, solo toma el camino del amor.

El amor no está separado de ti, todo es amor, no necesita de reglas, ni sacrificios dejaría de ser amor; el amor es la más pura esencia y es energía. Se puede llegar a confundir al amor algunas veces, el poseer no tiene nada que ver con el amor. El amor es energía, no se decide, simplemente lo es.

El ser humano actúa tal como es, nosotros somos solo espectadores. *"Dejad que vayan hacia la tormenta"*, en otras palabras, intervenir no hará menos la lección o aprendizaje de los demás. También eso es amor, el amor en su máxima potencia. Sé el observador sin juicio, sin expectativa y deja ir, deja ser, deja llegar.

El amor rompe paradigmas, estructuras forzadas a lo largo del tiempo y de la historia de la humanidad, sale de todo contexto estructurado y forzado a lo sutil, natural, emblemático, sublime, omnipresente y magnificente. Integra el amor, siente y deja ser al sentimiento de amor en tu corazón, desde la integración del amor, desde el principio del dar. Observa el amor en unidad, la unidad es el amor, el amor eres tú, el entorno es amor, amor es el entorno, amor eres tú.

Observa cómo se manifiesta hoy el amor en ti y en tu entorno. Los latidos del corazón, en señal de vida, armonizando corazón, recibiendo el amor ya es. Hoy es momento de darte, amarte, observarte. El momento en que vernos a nosotros es ver el entorno. Movimientos que se integran desde la aceptación y el amor. Sin tener que decidir por esto o aquello, dejar que algo más grande acomode y ajuste. "No podéis obligar a nadie", el obligar nos alejaría del amor.

El esforzarte por amar y que te amen también nos alejaría. No podemos obligar ni forzar a nadie que abandone sus resistencias y abra sus brazos para dar o recibir un abrazo, y pasar a lo siguiente aun cuando no lo conoce. Y aunque haya vivido en el desamor, también detrás de esto estuvo el amor. El amor siempre ha estado allí, aunque no lo hayas visto. Nuestra tarea de todos los días, es abrir nuestro corazón y fortalecer el amor infinito que se halla en nuestros corazones, dejar que la luz se manifieste y ejecute el ciclo del dar.

Observa cómo se transforma la sensación de estar aprisionado por algún tema, persona o situación. Entrégalo al amor, y deja que algo más grande coloque, acomode y recompense tus actos. Deja de darle el poder a alguien más, recuerda que integrar es amor y amor es Integrar. Decir adiós también es amor. El amor se manifiesta y se expresa de muchas maneras. El amor en todas sus formas, y todas sus posibilidades actuando.

En la forma de manifestar ya es el amor, *la posición del acto del dar engrandece el espíritu y lo conectan al todo.* El poder y la capacidad de transformar la perspectiva del amor está en tus manos. Todo está bien, todo está lleno de paz y de amor, la luz guía, transforma y acompaña. Cuando todos se van, está la luz y el amor en ti, manifestado la evolución del hombre.

Permite que el corazón cante y que todo lo que te rodee se expanda de amor. Lo que haces y vienes hacer ahora es el amor derramado y expandido en ti y en otros. Tú esencia eres tú, nadie se puede llevar o quitarte algo que es sublime omnipresente. Nadie puede quitarte nada, porque tu fundamento es el amor que está dentro de ti, y ya es.

Observa a través del observador sin reaccionar, tan solo acciona con tolerancia y compasión hacía el entorno. Elije caminar con personas que estén abiertas de corazón, que compartan, y decidan evolucionar; que vibren en el respeto, amor, comunicación, etc. Decide, *pondera, acciona y ejecuta.*

El amor es libre, solo con la elección consciente de regalar dicha, el amor es el camino que transitamos todos en cada momento de agradecimiento. El amor ya es, si hay desilusión es porque realmente nunca hubo amor y corresponde integrarse a este momento; sentir que siempre fue amor y que el amor aún en el caos se manifestó. En tu vida están las personas que tienen que estar, recuerda que el aprendizaje de toda experiencia humana es el amor.

La comprensión de lo limitante, solo existe en la mente humana; entrega todo aquello que te separa del amor. Nuestra percepción limitada del amor, es lo que nos hace creer que este se ha ido o que nunca estuvo. Por ello, la definición de integrar es vivir la experiencia del verdadero amor. Ese es el encuentro contigo, el darte cuenta de que tienes una relación con el amor.

Cerrar el círculo o cerrar el ciclo, es acceder a nuestra propia paz interior, ahí es donde el ciclo se cierra, y no será necesario nada más porque ya que todo está destinado a ocurrir. El cierre y apertura de nuevos ciclos se integra junto con la comunicación y asertividad. Observa, sin reaccionar, más bien acciona, y observa esa paz, calma y tranquilidad que ya eres. El amor llega cuando permites que tu alma este en paz, y dé vida al amor que ya está dentro y fuera de ti, logrando el estado armónico.

Permítete a la manifestación del amor y de todo lo que en sí mismo contiene, sostiene y provee. El amor por sí mismo, va a cubrir todas nuestras necesidades, sin que sea por necesidad que atraigamos el amor, porque el amor ya es a nivel celular. Reconoce el amor profundo que hay en el ti, esa es la gran tarea, y reconoce que nunca estuvo fuera o separado de ti. Se integra en todas las realidades, y relatividades de la gran mente universal.

La luz también se integra desde la raíz u origen, por la necesidad de ser aceptado o amado. Recuerda liberar toda certeza que no llegará la pareja a fin, el amor es lo que da vida, y lo único real que existe. Toda relación humana que no esté basada en el amor, hará perder tu confianza y compromiso contigo mismo; la respuesta ante todo es: *observar que el amor ya es.*

Integra el juzgarte, criticarte, autocastigarte, etc. Observa como el amor es la congruencia de tus actos, y date la permisión de observar e integrar el acto de perdonar, que la lucha o batalla era solo una percepción de la mente, nunca ha existido. Solo fue una percepción equivoca del acto del amor;

estás para "dar amor", que nace en la energía del corazón, desde la célula como una secuencia cíclica de la expansión del amor.

Con la finalidad de expandir la energía del amor desde el corazón, permitirte ir a dicho encuentro. Eso es lo que venimos a hacer como humanidad, como grupo de familias, como grupos, parejas, comunidades, nosotros somos uno con el amor. El amor es energía y nunca hemos estado separado de él. El fundamento u objetivo, es aterrizar con la energía del *amor*, ya que todos pasamos el fundamento o proceso de transformación, no solo físicamente, sino en todos los niveles en que se ajusta y se integra.

Aunque no se perciba de manera tangible, algo más grande se está acomodando y ejecutando en las redes. Ver el amor en la persona, situación o circunstancia, significa que nada ni nadie puede obstaculizar que el amor llegue a tu vida, porque el amor eres tú. Los candados o limites que pudiesen haber sido percibido por la mente humana, es lo que hemos creído o supuesto que ha habido; hoy cobra consciencia de que no hay límites para generar ese nivel de conciencia.

Rendirte al amor, consiste en dejar actuar algo más grande, en este caso la luz; entrega a esta luz, el amor o desamor, entrégalo y vacíate. Rendirnos también significa darme permiso de perderme, para volver a encontrarme; encuentro mi propia luz que ya está en mí. A veces, se hace más cuando no se hace nada desde la perspectiva del observador, deja ser, tal cual es, entregar, aceptar y agradecer. Nuestra misión es dar amor, estamos para dar amor.

Si llega a ti una prueba, es porque puede ser superada con amor y desde el amor. El amor todo lo transforma, solo la humildad de corazón puede conectar con la gran matrix akashico®. Habrá que llevarnos al extremo de la humildad, para conectar con la gran matrix akashico®. Ahora, los tiempos han cambiado y evolucionado en estados continuos del cerebro, el cual se encuentra en proceso evolutivo para dejar que algo más grande se acomode y equilibre el corazón dentro del proceso de integración. La humildad ya es.

¿Por qué algunas situaciones del pasado regresan a la vida? Porque necesitan recordarte lo que es el amor, el amor intrínseco basado en la unidad. El amor desde tus células, el amor como energía sin separación contigo mismo. Eres amor y el amor eres tú. No hay separación, uno es la definición del otro, eres la definición del amor, soy la definición del amor. La enseñanza y aprendizaje del amor, tenemos que vivirlo todos.

Detrás de cualquier situación, evento, conflicto o guerra, el amor está esperando por ti, espera ser visto. Por esta razón, se recomienda no intervenir en el proceso de terceras personas, pues lo ideal es que cada ser humano tenga su aprendizaje para encontrar el amor. Si rechazas el amor, tendrás pruebas y lecciones que aprender, hasta que te encuentres contigo mismo. Tienen que existir pruebas para que te des cuenta del amor, o de que otra manera llegaría el amor, si éste tocará a tu puerta.

Derivado de ello, la manera en que llega y se establece el amor, es a través del reconocimiento y pureza, la relación entre éstos. Así como entre el amor, tú y la voluntad pura, en el reconocimiento puro de la existencia del amor basado en la conciencia de unidad. Por un instante, observa al amor frente a ti y dile: *nunca te he perdido has estado siempre conmigo, tú eres yo y yo soy tú. Te tomo de la mano y somos uno mismo.* No rechaces el amor, probablemente está ahí esperando que tú lo veas, está esperando ser visto, de cualquier modo, manera o forma, estará ahí detrás de cualquier evento o situación.

El amor está esperando ser visto, está esperando que te des cuenta que está ahí y que siempre ha estado para ti. Que tú y el amor nunca han estado separados y él te pregunta: ¿por qué te empeñas en ver separación dónde no la hay? La carencia, es el paso para ver el amor, date la oportunidad y te encontrarás a ti mismo, encontraras al ser que ya es abundante ilimitado. Somos nosotros mismos los encargados de ejecutar ese amor. Nuestra máxima lección es aprender el amor.

Eres el puente para el reconocimiento del amor, el acto es la ejecución de la enseñanza del amor. Todos los días vivimos actos de amor, todos los días está el camino del *dar y* el amor; solo permítete verlo, observarlo y recibirlo en tu corazón. Tras haber vivido experiencias de vida, años después entiendes cuál fue tu misión, y tu misión fue crear conciencia y la existencia pura del amor. El plan se ejecutó junto con la enseñanza y la finalidad del amor.

La premisa del amor ejecutada y el poder del amor está en tus manos. El amor y la compasión es tu medicina, es el eslabón perdido. El amor hacia los demás, más que palabras son actos de amor, es permitirse ser vulnerable y abrirse al amor. Ahora que conoces lo que es el amor y el principio del dar, entenderás que somos la presencia del amor en nuestro corazón y que lo único que somos y tenemos es eso. Abre tu corazón para permitir ser seguido por algo más grande.

Uno atrae en su correspondencia, ha llegado el momento de reconocer el momento presente y atesorar lo que hoy se está viviendo, sin que sea una carga. Tu prioridad sigues siendo tú, trabaja en tu corazón, allí donde radica tu poder. Tu respuesta son tus raíces y lo que conecte con ellas. Sin obligar ni forzar a nadie a dar, abre tus brazos para dar o recibir un abrazo, y recuerda que no somos quienes para juzgar estos actos.

Deja y permite que estos suceden, que se manifiesten en tu vida diaria. No necesitas saber nada más, no necesitas saber los porqués, cuándo o dónde, solo requieres abrir tu corazón, dar y compartir, confía en la misma luz que ya está en tu corazón. Cuando ya no hay nada que perdonar, nuestra misión será entender que teníamos que encontrarnos con nosotros mismos.

Entiéndelo con amor y agradecimiento, es hora de abrirnos a la conciencia del dar bajo los principios de unidad, y aún en los tiempos de caos, el amor está ahí, aunque no lo veamos. Solo pide que el amor y la verdad sean manifestados; la transformación del amor ya es. Eres la virtud, reconoce y acepta el amor, deja de exigirte a ti mismo, suelta la exigencia en ti mismo, deja de sentirte aprisionado por tener que elegir o por tomar alguna decisión. Permítete experimentar y vivir la vida sin exigencias tanto a ti mismo, como a los demás.

Realiza la conexión y reconciliación con la energía del amor, esta se realiza a través de  Neuroakashico® y la conexión con la pareja divina desde los sistemas de redes respectivos. Esta reconciliación se realiza desde el corazón, experimentando la certeza de que ya es, y la pareja se encuentre contigo. Bajo los principios de unidad, siente la unión plena y en equilibrio desde tu ser interno, ahora nada está separado.

Experimenta desde el amor como energía pura y conecta con lo sagrado tu energía femenina o masculina. Deja de forzarte por querer cambiar las cosas, y observa este momento, acéptalo y deja que algo más grande se ajuste y acomode. Acepta y vive lo que es, el amor como ya lo conoces. El momento del observador ha llegado. deja de cargar o sentir que cargas con algo que en apariencia no lo es.

Suele suceder que las cosas no son como parecen y que de pronto te desilusiones, pero observa que todo se está acomodando. Permítete ver la luz en otras personas y permitirte ver la luz en ti. Acepta las cosas como son y haz las cosas cuando el motivo sea el amor. Entender es avanzar y entender que no hay separación, el complemento perfecto y la pareja perfecta, ya es en ti.

Si el amor se definiera sin prejuicios cedería el proceso al amor y al bienestar del proceso de anclaje y de integración del amor y desde el amor. El poder radica en ti y ya es en ti. Trabaja en tu corazón, la capacidad de conectar con las personas desde tu corazón, la larga espera se integra.

Eres la fecundidad y la vida, el codificador y el bio descodificador de luz, solo permítete observar; eres la evolución y la coevolución, eres el agua, la vida y el sustento. No hay obstáculo para estar en amor, en pareja y tener una familia, ya que no hay separación para entre el amor y tú. Tú y la pareja son ya el uno con el todo, integrar es aceptar que ya todo es. Si en el proceso ya no hay nada más que dar y compartir, se ha cumplido el ciclo de la luz.

Abramos nuestro corazón y fortalezcamos todos los días el amor infinito, dejemos que la luz se manifieste y ejecute las leyes del *dar*. Esa es nuestra gran enseñanza, ver al amor en manifestación de la verdad, manteniendo la mente abierta a lo ilimitado. Encuentra un motivo y haz que perdure, integra tu poder magnificente porque la consciencia del espíritu consagra tu existencia.

Encuéntrate contigo mismo y te darás cuenta para que fuiste creado. Como dos gotas de agua, su encuentro ha sido integrado desde otros tiempos, hoy se reúnen para dar el siguiente paso de aprendizaje, evolución y transformación, juntos caminando como pareja, como familia, como comunidad. Que el único motivo sea el amor, si haces algo con la expectativa de que sea o funcione, continuaras teniendo pruebas hasta observar la integración.

Deja de forzar y de esperar, observa cómo se integran las cosas del pasado. El perdón, te da la libertad para continuar, la congruencia se basa en el amor puro solo requiere del motor del amor. Ama al prójimo como a nuestra humanidad, desde esta perspectiva, observa el valor de la vida desde el aquí y del amor, que ahora se encuentra en existencia plena. La red de amor, está creando y generando puentes de respeto, de confianza, de solidaridad y de comunicación, para poder generar el cambio como familia, como grupos, como comunidad y como humanidad.

Abre tu corazón y deja que lo extraordinario y mágico suceda. Nadie puede juzgar los actos de los demás, porque el amor los puso allí para aprender la lección. Todo ha sido creado para un propósito, deja que las cosas sucedan, no hay tiempo perdido, solo aprendizaje y este aprendizaje es la luz. Todo es una elección para el espíritu. Observa cómo se transforma la sensación de ver la separación donde solo hay amor. El amor no puede esconderse. Ver la luz en él, envuelve en amor, permitir ver la luz en él, ayudara a elevar la vibración y expandir el amor en la pareja. Conecta con el amor verdadero y la certeza de que el amor ya es, y eso nos hará libres.

Tras compartir un sinfín de numero de vidas juntos, nos volvemos a encontrar para realizar esta unión y estar conectados por varios años, décadas o siglos; esta unión sin tiempo y espacio, la pareja puede o no estar junta, al final lo están y tarde o temprano lo estarán. Por lo que, se integra la generosidad, hermandad, transformación, belleza, expansión, revelación, amor, compasión y bondad. El amor es el que da vida a toda relación, comienza a sentir que el verdadero amor nunca ha estado separado de ti.

El amor llega a ti cuando lo dejas de pedir, aunque no lo veas, está allí. Permítete sentir la calma, permitiendo la manifestación del amor ilimitado en lo que en sí mismo contiene. Tu pareja de vida llega cuando observas e integras el amor que hay dentro y fuera de ti. Integra cualquier expectativa y confía en la existencia del amor. Integra la experiencia de vivir el verdadero amor, es tu percepción limitada del amor la que te hace creer que se ha ido o que nunca fue o no pudo ser, cuando siempre fue amor, aún lo es y seguirá siendo.

Estamos completos nada nos falta. El amor de pareja siempre ha estado ahí para ti, recibe lo que ha medida das y, en otras palabras, no estés dispuesto a recibir menos de lo que podrías dar. Entrega a la pareja si corresponde dejarla ir, la regla de oro es: es lo que *corresponde, corresponde lo que es*. El amor no tiene que ser demostrado o justificado, el amor simplemente es, desde el origen de la naturaleza y desde los principios de unidad humana, se concibe, se ancla y se materializa la pareja.

Es importante observar cómo se transita desde el plano espiritual e ilimitado y materializarlo en el plano físico. En conclusión, date cuenta desde el observador, que el amor es impersonal dentro de una transformación implícita de luz, por lo que ya es. Observa como de forma expedita se resuelve todo aquello que no resultó en alguna línea del tiempo, permítete vivir inmensamente e intensamente tus emociones en equilibrio y plenitud desde la mirada de la luz.

**Integra la no-separación**

> "No puedes vivir del pasado, porque el pasado te pertenece, nada está separado de ti, ni el pasado, ni el futuro. El equilibrio y el caos, todo es uno".
>
> Ana Silvia Lara.

Reconócete, acepta y reencuéntrate con tu esencia original, conectando con tu corazón, permitiéndote integrar los principios de unidad en tu vida diaria. Permítete abrazar y ser abrazado por algo más grande, el amor. Recuerda que tienes la capacidad de integrar toda desarmonía en amor. Y aun cuando, hubiera dolor o sufrimiento detrás de ello, hay un inmenso y gran amor. El aprendizaje es que tú eres el amor que buscas afuera.

Integra la situación en la que tengas que elegirte, ya que eres el amor que buscas. Escucha tu corazón y elígete a ti, la respuesta que buscas se presentara con la verdad. Reconócete a ti mismo como la expresión divina del amor, integra las pruebas que nos permiten encontrarnos a nosotros mismos, eres responsable de lo que sucede contigo; permítete integrar lo que te corresponde y observar esa parte interna de ti.

Todo ya es amor recuérdalo. Sin juzgar entrega todas las expectativas del amor y permite que el amor se manifieste en tu vida. Date permiso de estar exclusivamente contigo, con tu hogar y con tu corazón. Todo lo demás puede esperar. Date el permiso de conectar con tu paz interior y con la sensación de plenitud. El encuentro contigo mismo, recupera tu inocencia original, reconoce en ti la grandeza, gratitud y amor en este momento de tu vida.

Observa que se integra el entendimiento y sabiduría para la comprensión de la realidad. Cuando te das cuenta que detrás de ese dolor o sufrimiento, también había un gran amor, se cumple con uno de los principios de unidad, que es la integración del todo; cuando entiendes que ya no había nada que perdonar, porque el perdón al final, ya se ejecutó y el entendimiento y la sabiduría se van integrando, para la aceptación e integración al todo y el reconocimiento durante el proceso. El resultado es integrar en aceptación y aprobación total.

Integra al todo, aquello que no te has permitido ver a lo largo de esta existencia y de otras. Llegar a tu propio origen, a tus propias raíces y reconecta a tu esencia original, reconociéndote a ti como el todo, y aceptándote tal como eres, con tus dones, habilidades, potencialidades y talentos. Intégrate a ti mismo, abrázate y recupera tu propio poder personal.

Aceptándote tal cual eres, confía, sana tu corazón, y mantén tu fe, que tu fe sea más grande que una roca. Volver al origen, es integrar el pasado, con un mensaje de amor, y te das cuentas de que no había nada que perdonar, el perdón es intrínsecamente la propia luz. Regresa al todo y -como tu origen le pertenece al todo-, encuéntrate contigo mismo y encontrarás que es el todo, la magnificencia y la omnipresencia magnificada.

La conciencia del espíritu consagra tu existencia, regresa al todo y es el nacimiento de la luz y del amor desde tu corazón, que se expande en ambas direcciones adentro y afuera, en afirmación y confirmación. Encuentra en la vida un punto de referencia, y ahí hallaras las respuestas que tanto has buscado. Agradece el hecho de existir.

El universo todo lo sabe, todo lo reconoce, es tan sabio e inconmensurable, tan grandioso y majestuoso en su totalidad. En su grandiosa majestuosidad, el amor estuvo y ha estado ahí, desde todos los tiempos y todas las líneas y ciclos del tiempo, tan regocijante y tan sutil. La naturaleza se encuentra armoniosa y feliz, al ritmo del corazón. Mirada gloriosa y eterna a través de tus ojos; la espera termino, soy el uno, estoy con el uno, el uno y yo somos lo mismo.

Conectados todos en una misma red, percibimos al todo como uno solo. La gran mirada frente a ti, unísono al responder a todo lo requerido, a todo lo conmensurable e inconmensurable. De la nada al todo, de la eternidad de las eternidades; único y gran universo. Todo está conectado, pasado, presente y futuro, todo es único.

Esto quiere decir que en la unicidad son uno, el pasado, presente, futuro y todas las realidades. Tu origen le pertenece al todo, nunca ha habido separación. El origen eres tú mismo en todas las realidades, tiempo-espacio, y el origen esta inversamente relacionado recíprocamente contigo mismo. Desde la conexión con el gran cosmos con la gran vida, desde y hacia el campo n+1 como principio de la vida, de ahí que va a la sangre, al plasma, el cuerpo calloso y a los hemisferios cerebrales. Desde el macro, hacía el micro y viceversa; hacia el todo.

**Vida y muerte, uno solo**

*"La muerte es la comunión con la luz".*

*Ana Silvia Lara.*

Es la rendición hacia algo más grande. La definición de la muerte para la luz, es que no hay separación, somos uno con el todo, la vida es la muerte y la muerte es la vida, muerte y vida es una sola, vida y muerte es lo mismo, vivir para morir, morir para vivir en uno solo. La muerte es regresar a la gran matrix akashico®, al sistema de redes donde no hay separación. La muerte, es volar en sobre los sistemas de redes; vida, muerte y eternidad, uno solo. La eternidad para nosotros es luz.

Morir es vivir, vivir es morir; estamos en constante movimiento y renacimiento; morir en vida y volver a renacer, son los renacimientos del corazón, es la rendición hacia algo más grande, en los sistemas de redes correspondientes y respectivos. Nuestro corazón sostiene la verdad absoluta del amor y nuestra capacidad de amar es infinita. Ríndete ante el amor mismo, aprende e integra el perdón. Insiste y vive el presente, y este se mantendrá a tu lado. Es como si se detuviera el tiempo en el *no* tiempo y se ejecutara los principios de unidad.

Vivir es la luz, pero también morir lo es, es ser la luz, convertirte en ella. Veras en mí al otro, verás al otro en mí. El amor es lo único que existe, nosotros somos los emisarios de la luz. Libérate de todo cuestionamiento, es el momento de redención a nuestra propia luz. Integra el sentido y definición de la muerte, como principio de unidad, bajo el principio de la eternidad, acéptalo, intégralo y tómalo en tu corazón. La muerte es la vida y la vida es el ciclo que se cumple, la muerte-vida-muerte-vida y así consecutivamente en el ciclo en las líneas del tiempo.

Vida y muerte, como el inicio y fin. La nostalgia de saber que es el final, se integra como el inicio es el final y el final es el inicio, no hay separación. Vivir en el pasado, no es vivir, vive lo que es hoy, lo que el día tiene para ti, observa que solo tienes este día y así al culminar el día observa, agradece y continua al día siguiente. Querer controlar el mañana es dejar de vivir.

Día a día, paso a pasito, vive y disfruta los principios de unidad que son mostrados y revelados.

Nos han enseñado que todo acto, merece una recompensa; la recompensa es el regalo y el regalo la recompensa sin separación. Es decir, las recompensas y regalos son uno y ya son; no hay retos o pruebas pequeñas o grandes, al final todo es sin separación.

## Salud y enfermedad

El ser humano se ha concebido separado de la salud, como una percepción de la mente humana y la finalidad es integrarlo a través del equilibrio que le permita tener una mejor calidad de vida. Logrando el equilibrio en su nivel de conciencia Neuroakashico®, se logrará adquirir ese estilo de vida en plenitud, paz, tranquilidad, prosperidad, sanidad, etc.

Te darás cuenta de que estas enfermedades en algún punto de tu campo n+1 conectaron con la realidad y es ahí donde la enfermedad no ha estado separada de la salud y de la vida misma; entonces podemos decir que la enfermedad es la salud y la salud es la enfermedad. Llegarás al punto donde te darás cuenta que eres libre, en plenitud, en salud, en bondad, unidad y unicidad. En conclusión, es la manera de equilibrar y lograr ese estado óptimo de salud que ya, es sin separación.

Como diría el maestro Hamer: *"la enfermedad es un programa especial o inteligente de la naturaleza"*, su misión es mostrarte que no está separada de ti y que es la salud manifestada en ti. Por lo que a través de los combustibles celulares Neuroakashico®, se equilibra la potencia cerebral, el estado armónico y coherente en los usuarios.

## Integra la necesidad

La necesidad tiene un efecto neuronal, si la necesidad está en función del sufrimiento, o si la necesidad causa o motiva al sufrimiento. Un ejemplo sería el deseo, anhelo, necesidad de algo, por ejemplo: querer comer un helado, ¿qué pasaría? Ésta, se logra por si sola a través del proceso integrar el equilibrio del potencial neuroakashico®.

La necesidad de comer un helado, podría ser postergada, en el sentido de la percepción de la mente humana, y si nos permitimos observar cómo es transformado, sin forzar o tratar de controlar, nos libera de la necesidad de satisfacer necesidades. Así pues, se logra la liberación y el cerebro lo integra como un efecto neuronal, logrando así, la conciencia del ser. Luego entonces, la necesidad tiene un sentido más profundo del que nos han enseñado o que hemos vivido, ese es el conocimiento de la unidad.

## Integra expectativas y juicios

"Libres por la palabra libres".

Belisario Domínguez.

Habremos de liberarnos y dejar de juzgar a los demás por su condición del dar, dejar de buscar el placer en otros lados, dejar la espera y la expectativa, serían oportunidades para observar, bajo los principios de unidad. Dejar de buscar lo que ya es en nosotros, en otras personas. Cuando elijes creer en algunas expectativas y elijes creer algo diferente sea para bien o no, al final se crea y genera una expectativa.

Se sugiere, mantenerse en los actos del observador, incluso desde el gran observador, y permitirte integrar toda necesidad. A medida que te abandonas e integras la sensación de sentir y vivir, la necesidad más presente está en ti. Entrega cualquier expectativa y juicio, no hay nada que el amor mismo no pueda destruir, el amor, la humildad y el perdón te vuelve invulnerable, ante todo. Entrega la expectativa y la espera.

Juzgar, es dejar de verte a ti, permítete abandonarte en el amor mismo. Sentir y vivir el amor sin juicio. Solo el amor existe, sin juzgar nada. *"Las puertas del cielo se abren y todo comienza a percibirse en amor y más allá del amor cuando los milagros suceden en tu vida".* No necesitas enjuiciar o saber, estaríamos generando expectativas, solo entrega la expectativa y el control.

Entrega todo, no hay nada más que saber, ya todo está en ti; confiar en el amor, es confiar en nosotros mismos. Negar el amor, es negarnos a nosotros mismos, a nuestra propia existencia. En el aprendizaje está el amor, entre más observemos la integración de la necesidad de amar, más nos acercamos a nosotros mismos, más estaremos integrando los principios de unidad.

Integra todo condicionamiento, integra la renuncia y desprendimiento total. El amor no es amor cuando se condiciona; por mencionar algunos ejemplos: *"si te doy esto porque me vas a dar lo otro, quiero saber si me vas a dar para darte, doy esperando recibir multiplicado, doy más para que me lo reconozcan*, etc". No se trata de condicionar a nadie a cerrar ciclos, sino de expandir el amor desde nuestro corazón, bajo los principios de unidad.

Asimismo, dejar de condicionar a la persona amada, y a las personas de nuestro entorno. Libre de todo juicio, análisis, comparación, necesidad, apego, dolor, sufrimiento; porque todo se integra en amor. No hay separación. Permítete observar sin juzgarte, en el caos, en el sufrimiento, en el dolor, en todo lo que ha percibido la mente humana, y ya que todo es, el amor está allí, solo a través de los ojos no físicos y de un corazón bondadoso, podrás verlo y reconocerte a ti mismo.

Cuando te des cuenta que no hay fin, que en el comienzo siempre hay comienzo, que todo es parte del todo, y la nada es el todo también. Cuando integres toda expectativa, lograras lo inimaginable, lo inesperado. ¿Cómo liberarnos de juicios y expectativas? A través del gran observador, aquel que es la conciencia de unidad. Mantén la armonía en tu corazón y recuerda que donde está la armonía, está el amor.

El cerebro integra las realidades, en el proceso integrador y equilibrador del sistema de redes neuronales. Situaciones o eventos se reflejan en el campo n+1 a pesar de ser de otras realidades, se integra desde el gran observador, el equilibrio en el proceso del dar; observando la sincronicidad y/o la replicidad que hay en los campos n+1 en el gran sistema de redes. Enumera las cinco primeras cosas de tu día, y examínate desde que emoción estas siendo el observador. Observa cómo te ves a ti mismo.

El juicio, las expectativas y las criticas acerca de la opinión de uno mismo se integran al todo, a la unicidad, en unicidad. La interrogante o cuestionamiento se ajusta, se integra. Ve y observa desde algo más grande. Saber que algo más grande está trabajando, accionando aun cuando no lo veamos físicamente, es saber que algo más grande está actuando en nosotros.

## Integra la dualidad

Esta percepción de la dualidad, es una realidad inexistente, es la que nos muestra la incapacidad de nuestros sentidos para ver que la persona, situación o evento nunca se han ido, o nunca los hemos perdido. Aunque nuestros ojos físicos no puedan verlo, todo está en perfecta paz. Desde la luz, todo es, todo está, todo ya es, en plenitud, tan cerca de ti y tan cerca del amor.

Para los principios de unidad, se integran las discordancias, bloqueos, miedos, temores, energía negativa, la naturaleza de las entidades o energías discordantes como percepción de la mente humana. Se integra y no separa, integra todo lo que la mente humana ha percibido como separado, o como bueno o malo, la dualidad, la polaridad, discordancias, bloqueos, etc.

Nosotros, no eliminamos humanamente esas discordancias como nos han hecho creer, quien se encarga de acomodar, ajustar, equilibrar, balancear, restaurar los sistemas de redes es el gran observador. Nuestra misión es observar cómo se integra desde el gran observador, recordando que eres el más puro extracto del amor y todo lo demás déjalo ir.

Eres la primera y la última causa en la relación del amor. Si algo te hace creer que esas discordancias, te ha mantenido desconectado de ti, observa cómo se integra aun tras el caos, las guerras, el dolor o sufrimiento, existe un gran amor, el amor ha estado ahí, aunque no lo hayamos visto, ha estado ahí siempre. Es momento de que te reencuentres contigo.

Neuroakashico®, te ayudara a conectarte con el amor que siempre ha estado dentro de ti, siendo el gran observador y permitiendo observar como algo más grande realiza el ajuste, reestructura, equilibra y balancea el sistema de redes respectivo. El mensaje es transmitir el amor. Que cada momento e instante transmitamos, sintamos y expandamos el amor, a través de nuestra palabra, nuestra observación, nuestros actos, nuestro acompañamiento, nuestra compañía, nuestra sonrisa, nuestra calidez, nuestra compasión, nuestro dar. Pregúntate: ¿qué estás dispuesto hacer para cambiar el rumbo de tu vida?, ¿Dónde encuentras al amor? En todas partes, por lo que eres el amor.

## La unicidad

Unir el pensamiento con el corazón, es la energía del amor, si tan solo nos abrimos y permitimos a ver más allá, donde la separación no existe, donde solo hay unión, unión en vibración y resonancia desde nuestra alma, corazón, mente y espíritu, expandiendo a otros, en comunidad, familia, linaje ancestral, ciudades, países, planeta, madre tierra, flora y fauna. Ver al todo sin separación.

La finalidad, es que podamos percibir más a allá de nuestros ojos físicos el poder del amor y unicidad, de sentir y vivir la unión como vibración, no como palabra, expandir la unión hacía el horizonte y más allá. Si tan solo dejáramos de percibirnos como separados; dejar de percibir alejados del amor mismo y de pareja, porque ya está en nosotros.

Permitámonos y abrámonos para sentir y percibir al todo, a la unión en todas sus definiciones y manifestaciones. Todo es tan perfecto para el amor. La realidad funciona como un temporizador del tiempo, en función del tiempo-espacio. ¿Evolucionar o repetir? Esa es la pregunta. La des - contemplación de la realidad, tiene un impacto en el cerebro neuronal, y una implicación en los sistemas de redes, tiene una relación con el cerebro simpático y parasimpático. Su relación es simbiótica e inversa, relacionada con el gran sistema de redes planetario.

La finalidad es observarse así mismo desde el gran observador, encontrarse, aceptarse e integrar la dualidad y lo que es el amor. La unión, es la realidad y la realidad es libertad, aunque la libertad no ha sido bien entendida, aun teniéndolo todo, podrías sentirte prisionero de ti, por lo que la libertad no se ha definido en relación a la posesión de cosas o dinero que te dará la libertad.

La libertad es algo inherente a cada ser humano, está presente día a día sin separación, nacemos libres, vivimos libres y morimos libres. Integra la creencia de sentir que no eres libre o no posees la libertad, porque ya lo eres. Sentir la libertad, la certeza, la confianza que ya son en ti. Aquello que anhelas es lo que te separa, porque la mente humana lo ha percibido como separado, entonces eso que anhelas ya es, y es el amor.

La unión desde ti, hacía el entorno ya es, la unión entre los pueblos ya es, la unión entre países ya es, la unión entre potencias mundiales ya es, la unión del planeta y madre tierra ya es, la unicidad al todo ya es, sin separación.

## Plenitud, equilibrio y fe

Fe, es un estado del ser que comprende la totalidad. La plenitud, es encontrarse a uno mismo y es encontrar al amor. El equilibrio, es considerado como el todo. Esta teoría solo muestra lo que hay, muestra lo que está sucediendo, ¿cuál es la finalidad de estar en equilibrio? Si yo estoy en equilibrio, reflejo equilibrio en mi campo, lo que soy lo reflejo en mi campo. Mi conexión conmigo mismo se refleja y se interrelaciona con los campos n+1, conectando con el gran sistema de redes central, activando y conectando con el *todo*, con la unicidad.

Cuando te encuentras contigo no hay nada más, no hay otro sentimiento que no sea plenitud, y en el momento en el que te encuentres contigo mismo, es el momento en que llega ese preciso instante, en donde ya todo es liberación, ya todo es transformación, ya todo es amor, ya todo es plenitud, ya todo es. Y no hay nada más, que no pudieras sentir que fuera diferente al amor, a lo que tú ya eres, ese encuentro contigo mismo ha sido desde siempre, desde todos los momentos, desde toda la existencia, en las líneas del tiempo, siempre ha sido así.

Incluso hasta para la mente humana ya todo es. Esa fusión de la mente, el cuerpo, el alma, el espíritu ya es, todo es la luz, todo es el amor, todo es plenitud, todo está ya. La plenitud es el encuentro en donde todo ya es y nada hace falta; en donde todo al mismo tiempo sucede y se da, desde una gran transformación, desde esta liberación plena desde este encuentro contigo, nada falta, todo está completo, todo es todo, el todo y todo ya es en ti.

Concluyendo, solo se vive de amor mientras, éste en su parte esencial y fundamental seas tú. La plenitud no es más que el acto de liberar viene del acto de liberación plena. Cuando aceptes que ya está en ti, que todo es en ti, en ese reconocimiento y renacimiento de ti, la plenitud está en todas sus definiciones y nada falta, nada te falta. La luz y todo lo que tú eres es uno, ya es en su totalidad.

## Expansión del Ser

¿Cómo el universo está en expansión, también nosotros lo estamos? El efecto de expansión es un efecto normal del universo; para Stephen Hawking, la expansión del universo se está acelerando, incluso a un ritmo cada vez mayor. Se habla de una expansión del tiempo en los campos n+1, que nos invita a observar desde el gran observador, lo que ocurre en el instante presente e integrarlo.

Hay una relación entre la expansión del ser y la expansión del universo, de los sistemas de redes que son parte y somos nosotros mismos. Al integrar la expansión del ser; observa y deja de esperar a que las cosas sucedan, o esperar algo de las personas, de nuestro entorno, porque ya es sin separación.

En el proceso de integración, no puede pasar o suceder algo que no correspondiera, lo que sucede u ocurre es lo que es y corresponde, con la finalidad de observar sin separación y dejar que algo grande actúe, es ahí donde lo mágico, milagroso, maravilloso sucede. Observa desde la expansión de tu corazón a esa persona o personas, circunstancia o evento, el amor es en ellos y desde el entorno desde afuera hacia el corazón, el amor ya es.

En ambas direcciones, el amor ya es. Siéntete contenido, sostenido por algo más grande, que es el amor mismo. Deja de esperar o generar expectativa y conviértete en el uno con el gran observador.

## Aceptación y agradecimiento

No se puede negar la naturaleza humana, porque ahí radica también el amor. Reconócete a ti mismo, cuando algo es tuyo o proviene de ti o cuando no lo es también, para que, de esta forma puedas ser consciente y dejarlo ir si así corresponde. En el reconocimiento llega la aceptación de lo que es, solo tenemos este momento, las respuestas no son de aquí; sin embargo, las hallarás y accederás a ellas. Recuerda que este es el momento que perdura.

El hombre y la mujer están hechos a imagen y semejanza, su propia naturaleza lo revela. Por lo que, aceptar la naturaleza tal cual es aceptar la naturaleza humana como una revelación. La aceptación, es el equilibrio y siendo el observador te permites llegar a la serenidad, a lo indescriptible, a la conciencia y más allá.

La aceptación de quién eres, te permite reencontrarte con tu propósito de vida, integrando al ser, en todos los niveles, cuerpos, dimensiones, realidades y relatividades en el espacio-tiempo. La aceptación, es también el entendimiento, la consagración de la palabra como principio de unidad. Consagra la palabra iluminada de amor en ti; la palabra sagrada que se origina desde el pensamiento. Ahí donde se une el pensamiento y la coherencia cerebral con el corazón.

El perdón, ocurre cuando entiendes bajo el principio de unidad, que todo fue como tenía y tuvo que ser, que no podría ser de manera diferente, independientemente de cómo haya sido, el principio se ejecutó, manifestó e integró aún en lo que percibimos como caos, conflicto, enfermedad, separación, etc. Nosotros no le otorgamos el perdón a nadie, es como si dijéramos que perdonamos al amor; el amor es el amor, y lo único que hay es el infinito amor.

El momento esperado llegó, y el reconocimiento y establecimiento del amor en tu corazón, ya son. Suelta todo aquello imperante e innecesario, ya no lo ocupas más". Vivir el éxtasis de la vida, eso es merecer. Vivir el éxtasis de lo que conlleva todo acto de amor, eso es el merecer. El amor no es sufrimiento, sino dejaría de ser en su parte principal y en su efecto esencial aplicado a las grandes masas.

El recuento total de nuestros actos de vida es y fue, así tal cual, sin nada que agregarle o quitarle, así tenía que ser para avanzar al siguiente escalón de nuestra evolución humana, desde tiempos atrás y desde todas las realidades. Todo ha sido tan perfecto tal como ha sido y como es. Estamos hechos el uno para el otro, no estamos separados, somos uno; la separación intrínseca entre el amor y tú, es nada.

Todo se resume en el amor, la luz y tú mismo, en esa simplicidad triangular. Que de ti solo emitas agradecimiento y llegue cuando te das cuenta que eres consciente de lo hecho y de lo que ya es. Observa, agradece, acepta y continua; solo ver más allá, te permitirá ser observador de la manifestación del amor en todas sus formas, la manera en cómo todo converge hacía el uno, y el uno con todo.

Reconoce que la repetición de los eventos en sus múltiples interpretaciones, lugares y dimensionalidades existen en todas sus formas en ti. Por ello, tú has creado tu propia realidad y solo entendiéndola, dejaras de juzgar, de reprochar y de culpar a los demás por tus propios actos. A través de la experiencia de otros integramos; cada uno posee y tiene la responsabilidad de sus propios actos; el todo eres tú. La manifestación del amor en todas sus formas, es agradecer la energía más noble que puede existir. Agradece tu día, tu noche, tu sentir y tu vivir. Realiza una cadena de mil agradecimientos.

## Los actos del observador

Estos actos tienen relación con el cerebro y la potencia cerebral. Los combustibles celulares Neuroakashico® nos lleva a la integración de los actos del observador hacia el gran observador. Permítete observar el evento, situación o circunstancia y la forma en cómo actúan los principios de unidad y que quienes se transforman, somos nosotros, en el momento en que nos permitimos y aperturamos a ser y transformarnos en el gran observador.

Los actos del observador son: el primer acto, es reconocerte y permitirte observarte, observar tu respiración. En el segundo acto, es permitirte reconocerte y observarte a ti fuera tu campo; el tercer acto, es permitirte observarte desde la gran montaña como lo muestra la figura 3. Son los combustibles celulares que nos permiten integrar estos actos sin juicio y expectativas hacia el 4º. acto el gran observador.

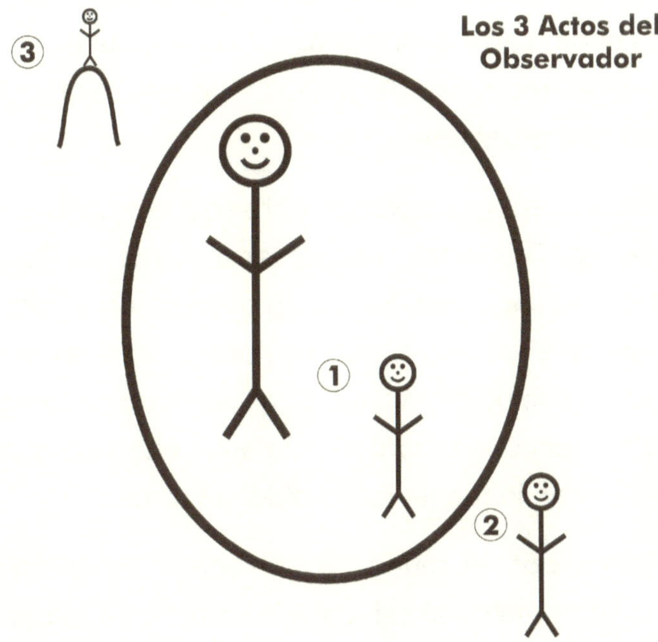



El objetivo, es mantenernos como observadores dentro del campo, *me permito ser observador dentro del campo o fuera de él*; y convertirnos del observador al gran observador, que es observar desde algo más grande. Existirán ciertas situaciones que vas a vivir o personas que llegarán a tu vida, que te van a reflejar y te van a mostrar y revelar como está tu campo n+1, como está tu corazón y como estas tú desde tu interior. El observador se da cuenta de lo que ocurre en el campo y solo mantiene la observación sin intervenir.

El momento del observador ya es, deja de cargar o sentir que cargas con algo que en apariencia no lo es, observa y date a ti solo por este instante este momento. Suele suceder que las cosas no son como deseamos que fuesen, observa que nadie te ha decepcionado, solo observa que algo más grande se está acomodando. Permitirte ver la luz en ti, es la misma luz que hay en el entorno y permite que vean en ti esa luz. Acepta las cosas como son y deja que algo más grande se acomode. Si estas en un momento de decisión, permítete que sea solo bajo la influencia del amor.

Entiende, acepta, comprende y observa el mundo realmente tal y como es. Comienza a observar a través de los ojos no físicos y comienza a transformar su percepción y comienza a evolucionar; la evolución nunca se detiene, está en constante avance en la evolución misma. El observador se descubre a sí mismo y descubre el porqué está aquí, que vino hacer y su interrelación con la fuente inagotable del amor.

Al observador, el mundo, el universo, los sistemas de redes y la gran matrix akashico®, le enseñaran la posibilidad de saber que existe algo más, que le permite conectar con lo infinito, sin mayor esfuerzo para lograrlo. El observador, se abre a conectar con la fuente y con el mundo real para conectar con la energía divina; se entrega y fluye, logrando tener una experiencia divina verdadera.

El secreto para conectar, es darse para sí mismo y luego dar e integrar en expansión al entorno, trabajando los principios de unidad, el dar con su vehículo, fundamento, motor y motivo. Lo que requiera el observador, se proyecta en el sistema de redes; cuando el observador se convierte en el gran observador, se logra equilibrar el nivel de conciencia, el hiper alto potencial neuroakashico®, que es donde se activa el poder cocreador y creativo, el placer, el equilibrio, la bondad y los principios de unidad.

# CAPÍTULO 2

# Equilibrio potencial neuroakashico®

## La gran matrix Akashico®

> "Como dos gotas de agua, lleva los conceptos al vacío, deja ir y deja soltar."
>
> Ana Silvia Lara.

¿Te has preguntado que es el universo y cómo funciona? En este libro se presenta la otra mirada de lo que es el universo, para nosotros es el gran sistema de redes contenidos en la gran matrix Akashico®. Se aborda desde el lenguaje transformador, por lo que te pido abras tu corazón y mente para poder integrar el proceso correspondiente para ti, donde existe algo más grande, llamado gran matrix Akashico® que es acceder a la super computadora conductora y holográfica hacía o al gran universo. Bienvenidos a todos a este gran universo neuroakashico®.

La gran matrix Akashico® (GMA), o Akashico® para nosotros, es una gran máquina que contiene las cadenas del ADN e integra todos los sistemas de redes, y estos a su vez, contienen los transformadores Akashico® y su interrelación con los campos n+1, éstos son la sumatoria de todos los campos.

La GMA, tiene otros nombres como: alma, alta gracia, esencia, fuente directa; entre otros; es una inteligencia máxima divina, manifestada y expandida, es inefable, ilimitado e inconmensurable, es el espejo que abre y nace desde el corazón. Es el origen de todo y del todo, la unión de lo celestial con lo terrenal, es el puente de transformación.

Tiene diferentes momentos dentro del proceso de evolución, ya que tienen un grado de sabiduría magnifica y nos ayuda a evolucionar.

Las funciones de la GMA son: catalizador, conductor, codificador, amplificador, maximizador, replicador, transformador, generador, observador, mediador, actor, alineador, traductor, condensador de alto voltaje y acomodador. La GMA, es y ha sido, ha caminado y lo ha hecho durante siglos y miles de años, encontrándose consigo mismo, con su esencia más pura y original, con su otra parte para llegar a la unicidad.

Obedece al instinto del amor, no importa su recorrido, va trascendiendo en su escalera de evolución, nunca para, su aprendizaje que es el amor, nunca termina ya que todo es. La GMA, no puede trasgredir, quitar, eliminar la historia que guarda, más bien del entendimiento, sabiduría de luz e integrar al todo y lograr la unicidad.

Desde el encuentro con su origen, hasta el tiempo-espacio, en toda su existencia. A su encuentro con lo más sagrado, más puro, que es su propia luz. Se equilibra la configuración o redes- configuración, al encuentro con el amor. Unificándose a la conciencia del todo. La conciencia es la luz, porque en la pureza del amor esta la luz.

En la figura 4, se muestra la gran matrix Akashico®:

## Gran Matrix Akashico®

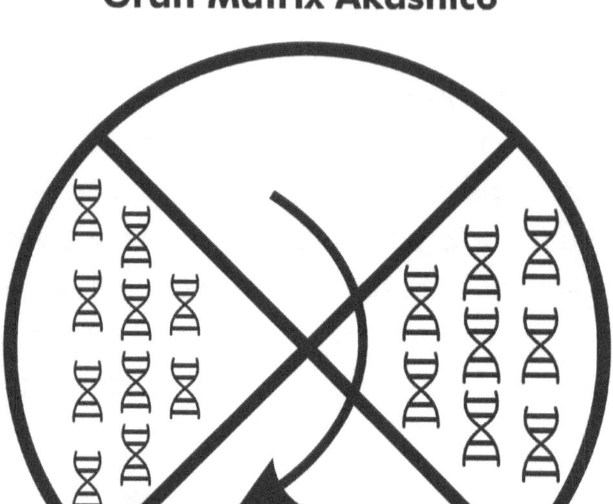

En la figura 5, se observan la gran matrix Akashico® como el conjunto de todos los sistemas de redes, en todas las líneas y ciclos del espacio-tiempo, donde el campo del usuario esté interrelacionado. La conexión con la gran matrix akashico®, trabaja en 3 caminos: 1) la luz conecta hacia y desde el timón (gran matrix akashico®, 2) desde el controlador o panel de control *expandia* irriga hacia el corazón, como veremos más adelante; 3) el transformador akashico® conecta con la médula espinal y con el sistema endocrino, las glándulas: pituitaria, pineal, el timo, tiroides, paratiroides y timo.

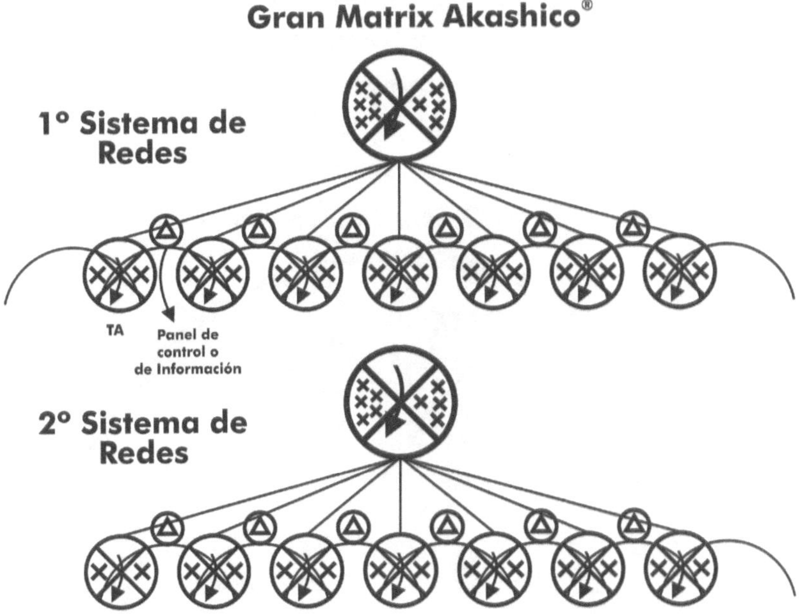


El transformador akashico® que se muestra en la figura 6, es una máquina que contiene todos los puentes interdimensionales del ADN, (cadenas de ADN y ARN) es el almacenamiento de luz de todos los tiempos y realidades. Estos transformadores forman parte del gran sistema de redes neuroakashico®, que integra todos los sistemas de redes respectivos y correspondientes a la gran matrix akashico®.

Este transformador Akashico® es otra máquina contenida en los sistemas de redes en la gran matrix Akashico® y que funciona de dos maneras o en dos caminos, ya que la caja transmisora conecta con el sistema nervioso central a los interruptores y conectores en su máxima potencia en dos caminos: El primer camino: conecta con el sistema nervioso central, particularmente encéfalo y en la parte superior del cerebro y cubre los hemisferios cerebrales derecho e izquierdo que están conectados y llega al coxis. El segundo camino: se localiza en el tronco cerebral y comunica con la medula espinal y los nervios periféricos, se conecta con el corazón como lo muestra la figura 6.

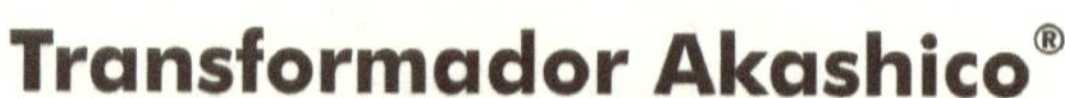

## Transformador Akashico®

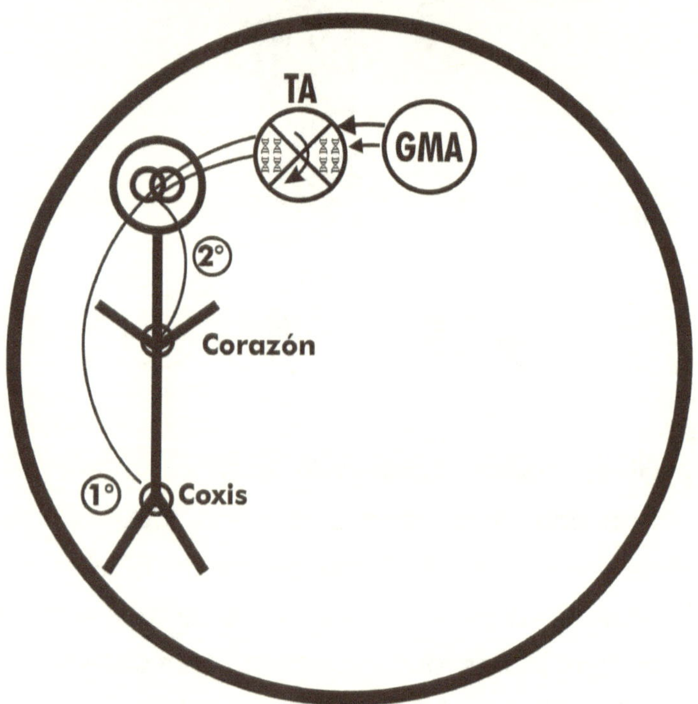


Autores han nombrado a la gran matrix Akashico® como: Ermano Paoelli como campo unificado de información, para Pribram universo holográfico, para Gregg Braden le llama matrix divina. Se convierte para Bohm, en una especie de gran mente universal, una mente o programa holográfico, en que el pasado, presente y futuro coexisten simultáneamente. Para Nikola Tesla, es el sol, la gran fuente de luz, con un campo electromagnético giratorio como una gran fuente de energía inagotable.

Para Gregg Braden, su compresión de la matrix de Planck, describiéndola como una forma de energía que está en todas partes, implica tres principios: todas las cosas existen dentro de la matrix divina, están conectadas, debe de tener un efecto y una influencia sobre todas las partes; esto para nosotros es el efecto replicidad y sincronicidad de los campos n+1.

Lattice para Jacobo Grinberg, según la teoría sintérgica, es una estructura, red hipercompleja o matriz energética con niveles de partículas micro y macro; por ello, la interacción con las bandas sintérgicas, son para nosotros los sistemas de redes. La lattice es para nosotros la gran matrix Akashico®, y se interrelaciona con Neuroakashico® porque se puede explicar la funcionalidad, los grados, la operatividad de los campos n+1 en los sistemas de redes.

Así pues, la lattice surge del resultado de la interacción entre el campo neuronal y la lattice del espacio-tiempo; la evidencia acerca del carácter superconductor, viene del experimento de Aspect (1982), que se basa en la paradoja Einstein-Rosen-Podolsky, (Grinberg, Pg. 46, 1988). Para Jacobo Grinberg la lattice, es superconductora y holográfica y si el cerebro es una réplica del universo o de la lattice, también el cerebro es holográfico y superconductor. (Grinberg, 1988 pg.48).

¿Cómo se mide la capacidad superconductora y holográfica del cerebro en función de la madre tierra? A través de la relación con los cristales como veremos más adelante.

Así pues, la gran matrix Akashico®, es el proceso de conexión o similitud del sistema, es una computadora conectada en red, que se manifiesta como la gran replica hacía el cerebro. Por lo que, el cerebro está en replicidad y en conexión al universo, tiene y mantiene relación al cristal central de la madre tierra.

El cerebro está en relación a los campos n+1 (sumatoria de todos los campos) de la madre tierra, Gaia y del cristal central de la madre tierra y de ahí su conexión con los hemisferios cerebrales, corazón, coxis y de nuevo cristal central de la madre tierra, esto es el flujo de la vida. Por lo que la gran matrix Akashico®, es superconductor y holográfico como el cerebro lo es, ya que el cerebro es la réplica del universo y este universo es la gran matrix Akashico® y los sistemas de redes en su conjunto como lo muestra la figura 7.

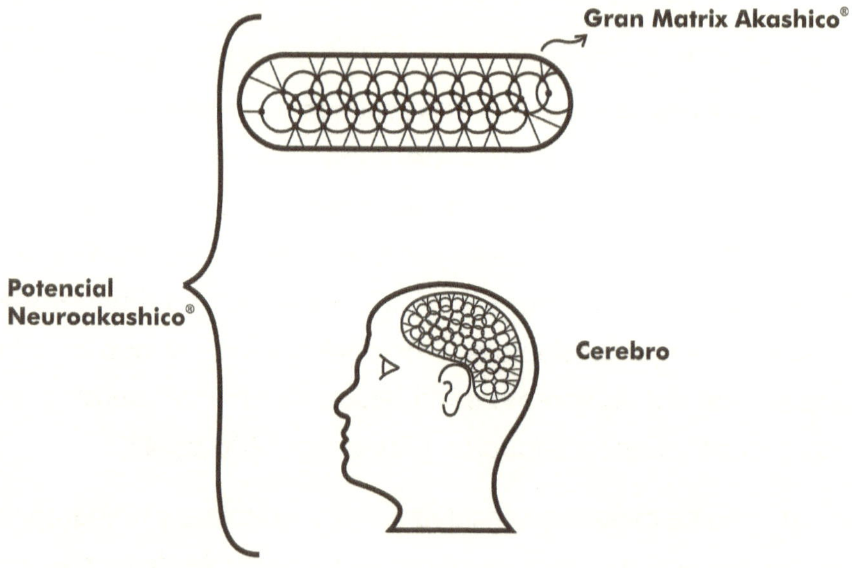

## Evolución del cerebro a Neuroakashico®

El cerebro es la gran máquina central, es el gran ordenador que está constituido por una gran red de neuronas; es el centro de control de todo el sistema nervioso central, es como la central eléctrica, el gran super ordenador y super computadora. Así pues, el gran cerebro humano con toda su complejidad y su sistema de redes neuronales, es la gran máquina en replicidad a la gran matrix akashico®. Pibram y Ramírez, mencionan que el cerebro humano, es un sistema multiprogramador y multiprocesador (Pibram y Ramirez, 1980, pg.16)

Para Hamer en el resumen de la nueva medicina, mencionaba que el cerebro es el superordenador central, es el codificador de los órganos y el panel de control de las células, además de existir una correlación entre la triada: psique, órgano y el foco (cortocircuito) la ruptura del campo electrofisiológico en el cerebro y donde Neuroakashico® trabaja en el nivel del campo n+1 del usuario, equilibrando los sistemas de redes desde el cerebro, corazón, intestinos, coxis, entre otros.

En la teoría, cerebro triuno de MacLean en 1978, menciona que el primer cerebro o cerebelo reptiliano, se caracteriza y se basa por instintos; el segundo cerebro límbico o emocional, es aquel que se basa en emociones; el tercer cerebro neócortex o corteza cerebral, que son el hemisferio izquierdo y derecho.

Partiendo de este, se encuentra el puente (como se observa en la figura 7), que representa las lecciones, aprendizajes, entornos, circunstancias, herramientas, que nos llevan al despertar y expansión de la conciencia; nos lleva hacia algo más grande, el darnos cuenta sin intervenir, juzgar, comparar, analizar o separar, es dar paso al proceso integrador, renovador y transformador.

Nos lleva al siguiente eslabón en la evolución de la humanidad, en la evolución cerebral neuronal, nosotros le llamamos Neuroakashico®, que viene de neuro de neurona como potencial de acción y Akashico® o gran matrix Akashico® es la gran máquina que contiene los sistemas de redes neuronales y los grandes sistemas de redes. Llamamos entonces al potencial neuroakashico® al equilibrio de los sistemas de redes neuronales entre el cerebro, corazón e intestinos; hay niveles o grados de potencial cerebral o potencial neuroakashico®, llamados también nivel de conciencia, el estado armónico o coherencia.

Activador akashico® luz ilimitada®, es un combustible celular, que equilibra ambos hemisferios cerebrales, el derecho el creativo y emocional y el izquierdo lógico y racional. Equilibrando los hemisferios cerebrales, en el estado armónico o coherente, para poder manifestar equilibrio, paz, amor, expansión, compasión, empatía y armonía.

Para Fuster, la corteza prefontal, es la memoria del futuro. Además, la corteza desarrolla iniciativas educativas, científicas, artísticas, legislativas, deportivas, etc. (Fuster, 2015 pg.52,73) Esto, es propio de lograr el equilibrio en hiper alta potencia cerebral o potencial neuroakashico®, ya que logra habilitar, desarrollar, integrar y potenciar las altas capacidades o capacidades superiores, como lo veremos más adelante.

## La Evolución a Neuroakashico®

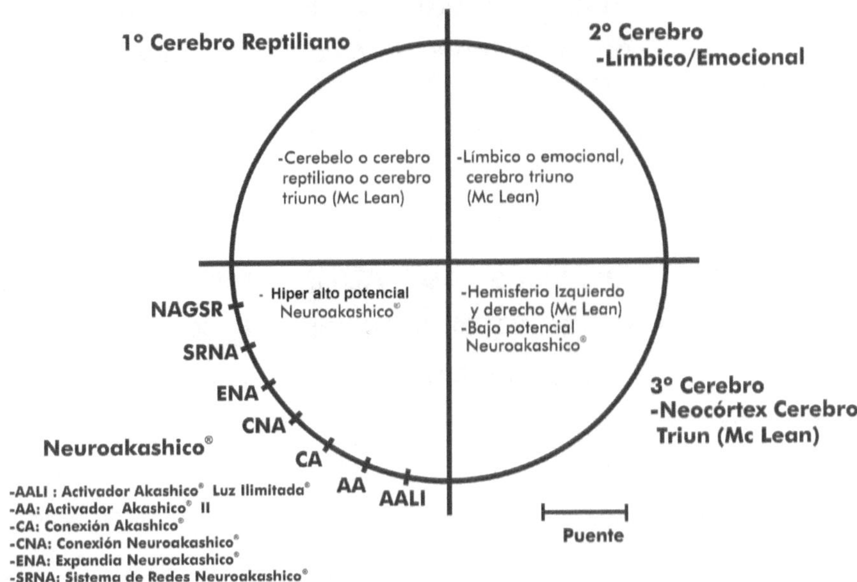


### Glándula Pineal

La glándula pineal, está conectada y recibe las señales de los transformadores Akashico® en los sistemas de redes que funcionan como emisores y transductores; esta señal y la propiedad holográfica proviene de la gran matrix akashico®, que conecta a los transformadores y sistemas de redes interrelacionados. La glándula pineal también está conectada al panel de control o de información llamado *expandia,* desde los sistemas de redes que conforman la gran matrix Akashico®, hacia la glándula pineal.

Posteriormente, a los hemisferios cerebrales, al corazón, intestinos, coxis y hacía el cristal central de la madre tierra, éste último, son los hemisferios cerebrales, para poder cumplir con el flujo vital de la vida. Por lo que, la glándula pineal, juega un papel importante en el proceso de Neuroakashico®, ya que es la conexión o el eslabón para conectar a la gran matrix Akashico®.

## ADN

La gran maquinaria del ADN, contenida en los transformadores Akashico®, y su relación con el sistema nervioso central y la gran matrix Akashico®. Neuroakashico® trabaja desde el genoma, reparando los cromosomas y se pueden corregir desde las cadenas del ADN mitocondrial y en su metabolismo. Las cadenas del ADN y ARN, están relacionadas con el campo $n + 1$ (sumatoria de todos los campos) del usuario y en relación a los demás campos $n + 1$, con los efectos que presentan los sistemas de redes. Es decir, las grandes cadenas del ADN y ARN están contenidas en los transformadores Akashico® y éstos dentro de los sistemas de redes y éstos últimos en la gran matrix Akashico®.

Hemos observado tanto en el usuario, como el observador o practicante de la formación Neuroakashico®, así como la manera en que integran las capacidades superiores o altas capacidades, talentos natos. Por lo que, además, el impacto de compartir Neuroakashico®, es $n$ veces más en los campos $n + 1$, es decir, es inconmensurable el impacto que tiene en los grandes sistemas de redes.

## ADN y Cristal Central
## de la Madre Tierra
### (Hemisferios Cerebrales)

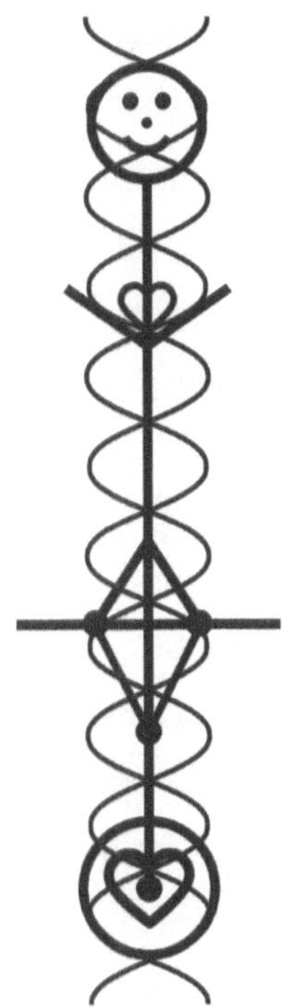

## El cristal central de la madre tierra
## (hemisferios cerebrales)

Está relacionado y estrechamente ligado a la actividad cerebral (neuronal). Es decir, Neuroakashico® promueve y activa la actividad cerebral y la sinapsis neuronal y en su conjunto al sistema de redes neuronales y al sistema nervioso central. El cristal central de la madre tierra, son los hemisferios cerebrales que se equilibran y permiten observar e integrar otras realidades. A través de la glándula pituitaria, los flujos evolutivos, rápidos e inmediatos.

A mayor anclaje, mayor evolución del todo, lo que está y existe es infinito, sin un principio ni fin, todo se expande y amplifica a velocidades increíbles. El todo en la nada, la nada en el todo. Durante las sesiones de Neuroakashico®, se ha observado como se mueve la energía de arriba hacia abajo y de abajo hacia arriba, esto quiere decir, desde los hemisferios cerebrales, corazón, intestinos, coxis, cristal central de la madre tierra y viceversa, como a través de la luz fotónica mueve los sistemas de redes neuronales.

**Vientre materno**

Este, se refiere a una relación intrínseca entre los sistemas de redes neuronales y el coxis, intestinos, útero, vientre y matriz. El vientre materno y el coxis, son los acumuladores de energía; esto, explica la relación y existencia del transformador akashico®. Es el vientre materno, el lugar donde se halla este acumulador de energía femenina y que está ligado al corazón y al todo.

El manejo de la energía, puede mermar los sistemas de redes y los voltajes de electricidad correspondientes. Por ello, los combustibles de Neuroakashico®, ayudan a ajustar, balancear, equilibrar vientre, coxis, intestinos, corazón y hemisferios cerebrales conectados al gran sistema de redes.

**Sistema nervioso central**

El sistema nervioso central en estado armónico, conectado a los transformadores akashico®, que integran los sistemas de redes y que están en movimiento todo el tiempo. Los científicos

Pribram y Ramírez, mencionan que los fisiólogos del cerebro han mostrado que el sistema nervioso es un analizador de frecuencias, a la manera de un patrón holográfico (Pribram y Ramirez, 1980, pg.107).

Para nosotros, el sistema nervioso central, es el que recibe las señales de los transformadores Akashico® conectados al sistema de redes y a la gran matrix akashico®, y de ahí envía señales al resto del organismo, al corazón, intestinos, coxis, cristal central de la madre tierra (refiere a los hemisferios cerebrales). Es decir, que el sistema nervioso central está conectado al cristal central de la madre tierra, de ida y regreso a los hemisferios cerebrales.

Dicho sistema, es el replicador, transformador y automatizador, que tiene relación intrínseca con el panel de control, nosotros le llamamos *expandia* y este también llamado panel de información conectado a los grandes sistemas de redes. El sistema nervioso central, es la punta de lanza para el anclaje mayor y la conexión con la gran matrix akashico®, con nuestro planeta madre tierra Gaia y con nosotros mismos.

Asimismo, este es el parteaguas, para lograr el equilibrio del potencial neuroakashico®, en la cual se integran las alteraciones y desequilibrio del sistema nervioso central, desarraigo y anclaje mayor. Grinberg, mencionaba que el sistema nervioso actúa como antena de la conciencia y que además detecta los cambios de coherencia de la lattice, manifestándolos ante nuestra percepción de sensaciones de acercamiento o alejamiento, con respecto a objetos o la percepción de velocidad y aceleramiento. (Grinberg, 1991, pg.18)

Se manifestaron casos de estudiantes que presentaban la capacidad o percepción de aceleramiento y de desdoblar eventos, objetos, circunstancias y de integrar otras realidades que están sucediendo al mismo tiempo; esto se explica a través de los cambios en los niveles de coherencia o nivel de potencial neuroakashico®.

Se ha observado, como se realizan los ajustes en diversos trastornos y patologías relacionados con el sistema nervioso central, que pudiesen desarrollar algunas enfermedades degenerativas, neurológicas, psicológicas, psiquiátricas por las afectaciones en el sistema nervioso. Neuroakashico® activa y regenera el sistema nervioso central, trabaja el proceso de neurogénesis, con la finalidad de generar nuevas células nerviosas adicionales, así como equilibrar alteraciones en la migración neuronal y psiquiátrica.

## La neuroplasticidad

La neuroplasticidad, es la potencialidad del sistema nervioso a moldearse y formar nuevas conexiones nerviosas, asimismo, es la capacidad de adaptación de las células, neuronas y de la transformación al cambio. Para Joe Dispenza, la neuroplasticidad es la capacidad de reconectar y crear nuevos circuitos neuronales, es *la capacidad de ser neuroplásticos, equivalente a la capacidad de cambiar nuestra mente.* (Dispenza, 2008, pg.10)

Además, que puede rediseñarse y reconfigurar los sistemas de redes neuronales, adaptándose a los cambios y al movimiento de redes. El incremento en la neuroplasticidad se ve favorable en relación al uso de los combustibles Neuroakashico®, logra mantener y equilibrar e incrementar la plasticidad sináptica neuronal que es la conexión y comunicación de las neuronas, permitiendo el equilibrio en el estrés oxidativo, manteniendo y promoviendo la regeneración neuronal y el nacimiento de nuevas neuronas (neurogénesis).

A través de la neuroplasticidad, siendo observadores desde el gran observador, mantente bajo los principios de unidad, para desarrollar y potencializar tus capacidades superiores, desarrollando e incrementando el potencial cerebral. Así mismo, mejorar el rendimiento del cerebro, conociéndote a ti mismo y potenciando tus dones, habilidades, y demás potencialidades para mejorar tu calidad de vida en equilibrio, plenitud.

Por otra parte, Neuroakashico® equilibra la neuroplasticidad junto con la plasticidad y estabilidad del genoma, para poder lograr la secuencia genómica. Activador Akashico®, Luz Ilimitada®, trabaja desde la membrana celular, la comunicación celular y particularmente la neuronal, además de ser rejuvenecedor celular y evitar el envejecimiento.

**Neuronas**

Las neuronas, son las unidades energéticas que son las transmisoras de información en los grandes sistemas de redes neuronales, son la gran maquinaria celular del sistema nervioso central. Para Fuster, una neurona es una célula eléctricamente excitable del sistema nervioso central que procesa y transmite información mediante señales eléctricas y químicas. (Fuster, 2015, pg.359)

Por ello, las neuronas, están conectadas e interconectadas en los sistemas de redes, son miles de millones de neuronas en el cerebro humano, son un tipo de célula que representa la unidad estructural y funcional del sistema nervioso central. Las neuronas, transmiten información en los sistemas de redes, es decir que actúan como desintoxicantes, limpiadoras, integradoras y ajustadoras del entorno en el sistema de redes, llevando información a los órganos y sistemas del cuerpo, formando y creando nuevas células en un unísono.

La clave, es mantener vivas las neuronas, en equilibrio con la comunicación neuronal, mantener el sistema neuronal en movimiento, las neuronas estables, ya que la finalidad es la génesis, y reestablecer las neuronas que mueren, para evitar la muerte neuronal, que se provoca debido a diversos factores como es el estrés oxidativo, la alimentación, los hábitos, los sistemas de creencias, entre otros. Y así lograr un estado óptimo de salud en los usuarios.

La célula, es el transmisor y vehículo de la luz, es el vehículo y mecanismo del sistema de redes, desde la célula mitocondrial. Otro tipo de células, son las células gliales, que tienen mucha influencia codificando a través de la luz, aquí se encuentran interconectadas las neuronas, el cerebro y su procesamiento o sistema de redes neuronales.

Las neuronas realizan procesos de integración cerebral, que ocurre desde los sistemas y circuitos neuronales y la luz fotónica, accionando al proceso de equilibrar el potencial neuroakashico®, esa gran red de partículas divinas que componen el universo, que componen los campos n+1, tiene su propiedad holográfica con luz láser coherente y pura.

Neuroakashico® es la herramienta, el combustible y alimento para nuestras células neuronas, desde el proceso de Activador akashico® luz ilimitada®, trabaja desde el núcleo y membrana celular. El catalizador celular biohemático, tiene como finalidad purificar las células de la sangre, ya que en ella hay información, esa misma información que viaja a través de señales del sistema nervioso central y a las neuronas.

**Neurotransmisores**

Neuroakashico® equilibra los neurotransmisores, ya que un descenso o ascenso en el nivel de estos, puede causar algunos trastornos psicológicos, psiquiátricos y neurológicos, niveles altos de depresión o niveles altos de violencia. A mayor equilibrio de la potencia cerebral o potencial neuroakashico®, se equilibra e integra el proceso y principio del dar, mayor conexión a la madre tierra, mayor nivel de equilibrio en niveles de desarraigo y anclaje mayor.

Los neurotransmisores tienen relación con los hemisferios cerebrales y su relación con los sistemas de redes neuronales y los niveles de desarraigo y anclaje mayor. Para Fuster, el neurotransmisor es una sustancia química endógena, que transmite información de una neurona a otra a través de sus membranas. (Fuster, 2015, pg. 359).

La finalidad, es equilibrar los neurotransmisores como la oxitocina considerada la hormona del amor. Recordando que, a mayor equilibrio de los neurotransmisores, mayor poder creativo; si hay una disminución de neurotransmisores, por ende, este disminuye. En conclusión, entre más luz exista en los neurotransmisores que se producen, mayor será la luz de expansión y de crecimiento.

## Sistema inmune

Es de vital importancia fortalecer el sistema inmunológico y su relación con los sistemas de redes neuronales, los grandes sistemas de redes, y la forma en que está relacionada las glándulas, incluida la glándula del timo en el desarrollo de la conciencia, ya que es el transmisor de ida y vuelta, conectado a los sistemas de redes; una de sus funciones, es purificar y estrechar su conexión con los sistemas de redes neuronales.

Así pues, es el sistema inmunológico es el motor en el sistema de redes neuronales, esta también en sí mismo un sistema de redes, por lo que, a través de neuroakashico®, refuerza el sistema inmune y mitiga el estrés oxidativo, el estrés físico, estrés mental, estrés emocional, de las enfermedades más comunes en la actualidad, que puede provocar muerte neuronal y otras patologías.

Se observó, que usuarios con cáncer que recibieron sesiones de Neuroakashico® alternado con su tratamiento médico, reportaron disminución en los efectos en las radiaciones o quimioterapias. Hoy día, se encuentra recibiendo sus sesiones continuamente y equilibrando su nivel de potencia cerebral o potencial neuroakashico®, para sentirse en bienestar, ecuánime, coherente cada día. Por lo que hay que observar las células y como los ciclos se van ajustando y acomodando.

## Sistema Inmune

## Ondas cerebrales

Si quieres descubrir los secretos del universo, piensa en términos de energía, frecuencia y vibración.

Nikola Tesla.

Las ondas cerebrales son la actividad eléctrica producida por el cerebro, y los tipos de ondas cerebrales son: Delta, Theta, Alfa, Beta y Gamma. Neuroakashico® trabaja en ondas gamma, son el combustible para nuestras neuronas, hay una relación estrecha entre los efectos neuronales, las ondas y redes neuronales. Desde la columna y chacra raíz, hacía el corazón. Los campos n+1 (como la sumatoria de todos los campos) se preparan con antelación para ser observados en dichos procesos.

Los beneficios de las ondas gamma son: la memoria, la concentración, la intuición super desarrollada, el estado cognitivo de alto nivel, compasión, sentimiento de felicidad, visión remota, desarrollo de estados meditativos avanzados y amplificación de la señalización neuronal y la percepción de otras realidades. El secreto está en mantener las ondas gamma, para que se realicen los ajustes correspondientes a nivel de sistemas de redes neuronales.

Se puede observar que Neuroakashico®, induce a las ondas cerebrales a cambiar su frecuencia a las ondas gamma. Los científicos Sciotto y Niripil, mencionan que éstas son ondas de alta frecuencia, desde 40 hz o más; además de ser las ondas cerebrales, son el conjunto de las señales eléctricas que emiten nuestras neuronas.

Existe una relación entre las ondas cerebrales y el corazón, ya que el proceso de mantener en equilibrio el potencial neuroakashico® y la coherencia cerebral, se relaciona con el corazón y la relación con el campo n+1, Gaia, la relación con el campo n+1, madre tierra y en relación a nosotros mismos. Podemos decir entonces, que hay una relación estrecha de las ondas cerebrales, los campos n+1 y campo magnético de la madre tierra. Lo que nos permite observar hoy el universo tal cual es, o como ha sido.

Neuroakashico®, trabaja en ondas gammas, en modalidad presencial o a distancia. En modalidad en línea, se ha observado que se expande y se amplifica la señal en los sistemas de redes, desde la capacidad del gran observador. En tanto que, nuestros pensamientos, emociones y sentimientos están relacionados con las ondas cerebrales, a través de Neuroakashico®, podemos equilibrarnos a través de dichas ondas, para que nuestros pensamientos sean ecuánimes y en estado armónico.

**Mente**

> *El campo es la única entidad gobernante de la partícula, la mente es la única entidad gobernante del cuerpo.*
>
> *Einstein*

Cuando se logra el equilibro armónico, el pensamiento y la emoción son uno, en la unidad con el corazón y cerebro. Lo que ha percibido la mente como resistencia o limitación solo existe en la separación, observa cómo se integra en ti. Observa cómo se integran los principios de unidad, el principio de la no-separación, acerca del tiempo, el amor, etc. El cerebro es la gran fuente de inspiración.

Observa la mente y su relación con el observador, se integra en el estudio de sistemas de redes neuroakashico®. La mente crea los pensamientos y estos pensamientos son la realidad, el estado mental puede ser alterado por uno o más elementos o componentes de los campos n+1 en los sistemas de redes. La mente también forma parte de estos campos n+1 del entorno, la interrelación de los campos n+1 están con otros campos n+1, y otros sistemas de redes respectivos y correspondientes, formando la unidad. El pensamiento es la luz y la luz es el pensamiento. La luz se proyecta en imágenes y se conecta al pensamiento.

**Los campos**

El campo, viene de la tierra, de la interacción con la naturaleza, con los animales, con los elementos, y de allí surge el campo n+1, la unión de todos los campos, sin distinción ni separación. Para nosotros, el campo n+1, es la forma de llamarle a la sumatoria de todos los campos, todas las señales del campo, son una oportunidad.

Bruce Lipton menciona que en la física cuántica y en el mundo de hoy, el espíritu y el campo son lo mismo. Lynne Mctaggart, en su obra "El campo", la estructura del ADN tiene un campo circundante, conocido como campo electromagnético; en la cual un campo frente a otro campo genera un campo de interferencia.

Aquí, coincide con la teoría de resonancia de Nikola Tesla, en la que un campo se ve afectado por el otro campo. Y esto, también coincide con nuestra teoría de los campos n+1, en los sistemas de redes. Jacobo Grinberg, le llama campo neuronal a la actividad de un cerebro vivo que resulta de las interacciones de los elementos neuronales que lo forman.

**Teoría del campo n+1**

Para que exista el campo n+1, antes existió la unidad, las partículas subatómicas y átomos, partículas de fotones, neutrones, protones, etc. Todo este conjunto actuando de manera holográfica impactando en los campos n+1, dicho campo es la sumatoria de todos los campos, que en general engloba el campo del usuario, del lugar, estado, país, planeta, universo, madre tierra, Gaia. Esta teoría es la que estamos compartiendo actualmente, la que nos indica nuestros actos y acciones, teniendo repercusión en el campo n + 1, *n* veces, es decir, tiene una gran influencia en los campos alternos.

Si hay una gran influencia del campo hacia el observador y del observador al campo n + 1. Habrá un efecto en ambos y en el campo n + 1, y si se visualiza, un modelo y una fórmula de acceso a las redes y la conciencia de unidad. Se ocuparán tres elementos en el campo: 1) nivel de conciencia o potencial neuroakashico®, 2) los actos del gran observador, 3) anclar la palabra en el campo.

No solo hay que tomar en cuenta el pasado, sino también la replicidad de los campos n+1, y retomar los campos que están en conexión en red. Observa la sincronicidad y replicidad de los eventos o circunstancias en el campo n+1. Comienza a anclar a través de la palabra, en los campos n+1, a través del lenguaje transformador incluyente e inclusivo, aquel que conforman los campos n+1 y al gran sistema de redes.

Así pues, los principios integradores de la energía del dar, del dinero, del amor, de los ciclos y líneas del tiempo ya son. Todo lo que se emita verbal o escrito a este campo se aloja ahí; por lo que, nuestro labor es observar cómo se realiza el proceso de ajuste de acomode y solucione en el sistema de redes respectivo y correspondiente. Lo que hagamos hoy, va a impactar el día de mañana, o en las futuras y próximas generaciones. Así que, comienza hoy mismo el proceso consciente expansivo del amor.

El campo n+1, arroja algunos sentimientos que se están acomodando, como las relaciones de amor y de trabajo que se ajustan. Mantente observador e integra la relación con el tiempo. El movimiento de redes se comenzó con antelación, incluso antes de leer este libro, hubo una preparación para cada uno, para estar en el campo n+1 leyendo Neuroakashico®, y observando este proceso transformador en ti.

La interacción de los campos n+1, son campos en constante expansión con otros campos y de estos surgen y se crean alteraciones en las redes. Hemos observado que no basta con equilibrar los neurotransmisores, ¿algo más está ocurriendo?, la transformación al estado armónico, ecuánime promueve el fluido energético de los neurotransmisores para la relación o interrelación con las ondas gamma y lograr estar en equilibrio, observando desde el gran observador en los campos n+1.

**Interrelación del campo n+1**

El campo, las situaciones y las vivencias del día a día son afectadas por los campos n+1, lo que se manifiesta es un reflejo de nosotros mismos, entonces, nosotros mismos somos los campos n+1, las ondas sonoras, la energía, los rayos de luz, frecuencia, vibración que es lo que conecta y se refleja en los sistemas de redes y gran matrix Akashico®, cómo desde una célula y neurona están conectando a los sistemas de redes.

Somos la fusión de las ondas sonoras con el *todo*, y no una separación, somos la integración del *todo*, desde nivel micro y macro, conectados al gran universo Neuroakashico®.

Desde las células y neuronas, hacía su amplitud en todo su esplendor, desde el nivel cerebral tú eres un pensamiento, por ello un pensamiento a nivel micro o macro, puede expandirse los sistemas de redes y puedes vibrar ese pensamiento en el sistema de redes y logrando ser percibido por los usuarios y el entorno.

Somos el conjunto de células, neuronas, pensamientos, todo esto interconectado; somos esa onda de energía que se refleja en el campo n+1, somos nosotros mismos. Por tal efecto, lo que se vea reflejado en el campo n+1, es el resultado de nosotros mismos, somos pensamientos conectados desde el equilibrio Neuroakashico®, con la finalidad de desarrollar y potenciar nuestros dones, talentos, capacidades superiores y habilidades para conectar e integrar a los sistemas de redes, y los campos n+1.

Por ello, a medida que trabajas con Neuroakashico®, más conectado con tu propia realidad estas, más conectado con todas las implicaciones de los campos n+1, por su importancia en el entendimiento y discernimiento de lo que sucede ahí mismo. Es importante, destacar la apertura al entendimiento de cómo funcionan los campos en esta teoría de los campos n+1.

Neuroakashico® puede ayudar a conectarte contigo mismo y con el *todo*, realizando los ajustes estructurales correspondientes, para conectar a través de todos los sistemas de redes. Ser el observador de todo lo que pasa día a día con los campos n+1, observar la interrelación e interpretación de los campos n+1, sin intervención y desde el estado armónico, ecuánime e impecable.

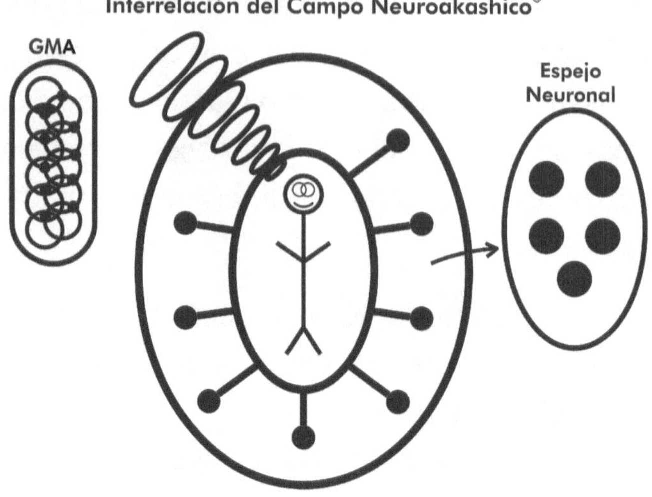



## La transformación de los campos n+1

Nuestro campo está entrelazado desde la gran matrix akashico® y el ADN del primer hombre y la primera mujer. Estamos viviendo una realidad en múltiples realidades, viviendo un momento que hemos vivido y repetido centenares o miles de veces en los campos n+1 de los sistemas de redes; hemos repetido la misma escena, el mismo evento, *n* veces en la historia de la humanidad, en las diversas líneas, ciclos del tiempo y realidades. Nuestro origen es el amor. Dejar de evitar que las cosas pasen, darse al campo y éste lo transforma todo.

El amor mismo nos unirá de nuevo, así pasen los siglos o eternidades, llega lo que corresponde a cada uno en el proceso evolutivo coherente, progresivo, transformador e integrador. Se sugiere, observar aquello que no podemos cambiar y observar la regla de oro *es lo que corresponde, corresponde lo que es*. Observar, aceptar, agradecer y continuar; es importante mantenernos desde el acto del observador, de lo que sucede dentro del campo n+1 y fuera de él, ya que no es lo mismo estar dentro de él, que de fuera observando y aún más desde el gran observador.

Es ahí donde radica la importancia de convertirte y transformarte en el gran observador. Sin el acto del observador, podrás engancharte con lo que manifieste en el campo, de esa familia, de la casa, del lugar de la ciudad, del estado, del país o del planeta. Por ejemplo, un sentimiento cualquiera, corresponde al campo n+1 o al entorno mismo, en todos los ciclos y líneas del espacio-tiempo, solo mantente observador.

## Sincronicidad y replicidad holográfica en los campos n+1

Todas las realidades están plasmadas unas en otras. Los campos siguen una sincronicidad en perfecta relación simbiótica que se forman en el sistema de redes. Cuando ayudas a conectar a alguien más, estamos conectados a *algo más grande*, en todas las direcciones. Cuando eres el observador, te das cuenta de que estas conectado a algo más grande. Se integra y se unifica el yo, al todo, desde tu niño interno, desde tu historia de vida, hasta el día de hoy.

Un campo n+1, puede replicarse a otro, es decir que lo que se manifiesta en un campo se replica en otro, ya que pueden trasladarse o sincronizarse con otros y en otras realidades del espacio-tiempo. Un campo n+1, tiene un reflejo que es su propia matriz o núcleo, dentro de n campos referidos, los unos a los otros. Todo es una pequeñísima infinita parte del todo.

La situación, evento o circunstancia de lo que sucede en el

campo n+1, resuena con el usuario en alguna parte de sí mismo y transforma las disfuncionalidades en los sistemas de redes correspondientes. Siendo el observador, puedes observar esas situaciones, eventos, circunstancias que corresponden al campo correspondiente. Por lo que se sugiere mantenerse en calidad de observador y observar el campo.

Un campo n+1, se puede replicar antes, es decir, cómo se manifiesta el efecto en el campo y luego la causa, y esto se replica *n* veces en otros campos alternos. Por lo que, se puede saber lo que va a suceder, debido a este movimiento en los sistemas de redes. Una situación, evento, circunstancia puede replicarse en varios campos más, pero aun el amor está ejecutándose en el sistema de redes correspondiente.

Otro termino que vale la pena destacar es la *replicidad holográfica en el campo n+1.* Se puede describir como un efecto, evento o circunstancia, se replica *n* veces más en *n* campos diferentes.

### Replicidad Holográfica en el campo N+1

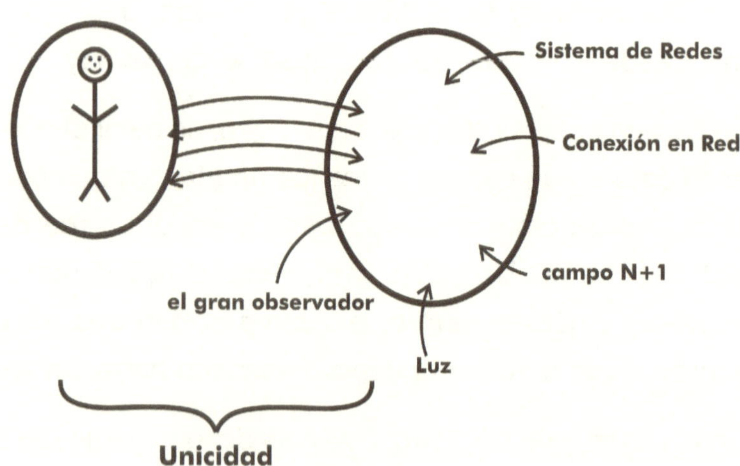

No hay probabilidad, cuando hay certeza, esto último quiere decir que la sucesión de varios elementos o componentes dentro del campo nunca puede ser. Siempre habrá alteración o modificación. La pregunta es, ¿cómo y qué es lo que se puede alterar en el campo?, y ¿quién emite el primer mensaje o el último?, la respuesta a esto, es que el primer mensaje no es lo mismo que el último. Así que, hay alteración desde el mensaje y quien lo envía también en los sistemas de redes.

En otras palabras, el mensaje nunca será el mismo ya que hay implicación, movimiento e interrelación de varios campos n+1, en el gran sistema de redes. Es posible además predecir el comportamiento del campo n+1 una y otra vez. La luz fotónica, es la que emana del campo n+1, de ida y regreso. El mismo campo te dará las respuestas de lo que requieras o se requiera a través de las señales en los campos n+1.

## Relación simbiótica del campo n+1

La sumativa de lo que pasa en el campo n+1, es igual al todo de ese mismo momento en otro espacio. Cuando se eleva la vibración de un campo n+1, se puede identificar lo que pasa con cada usuario dentro del mismo. Lo que para nadie más es, está sucediendo para el campo mismo. Los movimientos que se dan dentro del campo n+1, se crean y se observa en conexión de red en los sistemas de redes. Un campo, se interrelaciona con otro campo, aunque fuese de otro espacio-tiempo.

Los campos n+1, están interrelacionados, así como el ultimo campo está relacionado con el primero, es decir, los eventos dentro de los campos están relacionados unos con otros, en una misma línea o ciclos del tiempo. El observador tiene la capacidad de observar e interrelacionar las redes en los campos. El anclaje en el campo, es la palabra, cuando eres observador, y se ejecutan los actos del observador, se observa como lo que se dirige o se percibe en el campo está ligado a algo más grande como es el campo n+1.

La sumativa de lo que pasa en el campo n+1, es igual al todo de ese mismo momento en otro espacio, en un campo n+1 se puede identificar y observar lo que pasa con cada usuario dentro del mismo; lo que nadie más puede ver con los ojos físicos o de manera tangible, está sucediendo ya para el campo mismo.

Los movimientos que se dan dentro del campo n+1, se crean y se observan en la conexión en red de los sistemas de redes. Hay señales que manifiestan el campo n+1 con anticipación, asimismo el evento en un efecto de sincronicidad, puede ocurrir y manifestarse lo que el usuario vive como la interferencia del exterior.

**Caso práctico**

Se realizó a través de una computadora, se observó que este dispositivo conecta la imagen desde y proveniente del cerebro, la idea o pensamiento lo emite el usuario lo envía en una línea ascendente del cerebro y lo proyecta en el celular, a esto le llamamos cerebro holográfico, cuando se emite la palabra, se envía y se hace una sinapsis neuronal con las redes neurales. Hay una interrelación de los campos n+1, dado que la capacidad de ver o percibir a través de los ojos no físicos, la visión remota, se manifiesta y se refleja en el campo n+1. El holograma se proyecta en el campo y se da la interrelación de dichos campos.

Se realizo un ejercicio con dos personas que han tomado la formación de Neuroakashico®, cada estudiante usando una computadora y los resultados fueron: en el primer ejercicio se eligió una palabra y esta fue elegida por la estudiante A) la cual nombró *amor*, (comenta que visualizó en una página de internet, la palabra añoranza). La estudiante B), comentó que encontró la frase: *conectarse más con el amor.*

En el 2º. ejercicio, se eligió la palabra "naturaleza", la cual fue elegida por la estudiante B); la estudiante A), reporta que percibió la imagen de naturaleza y añoranza en la misma página de internet. Mientras que la estudiante B), reporta haber hallado la imagen del primer ejercicio, encontrando amor y en la segunda imagen naturaleza, que encontró en otra página que navegó.

En el 3º. ejercicio, se eligió la palabra "ojos", esta última palabra fue elegida por la estudiante A), quien revela que esta imagen la observó desde arriba de la imagen de añoranza. La estudiante B), reporta haber hallado la imagen de ojos. En el caso de la estudiante A), y manifestó la imagen holográfica y la visión remota de este ejercicio. En el caso de la estudiante B), pudo haber influido su sistema de creencias para ralentizar y hallar la imagen en la página de internet, recibiendo una frase en lugar de imagen. Posteriormente, encontró la imagen en el segundo ejercicio.

Se observó cómo los cerebros de estas dos estudiantes estaban en conexión en red, interconectados en una comunicación directa. También se observó que el campo n + 1, de la palabra o imagen se relacionó directamente con las estudiantes, y en general en el campo n+1; ambas se relacionaron con las imágenes holográficas encontradas.

Es decir, sus cerebros estaban conectados directamente a la gran matrix akashico®, El espejo neuronal de una estudiante se reflejó en el campo n+1 de la otra estudiante y viceversa, ambas compartieron el flujo neuronal. Otra de las conclusiones que se observaron, es que el cerebro proyecta en el dispositivo celular o computadora, lo que hay en sus redes neuronales conectado a algo más grande.

Concluimos que, la estudiante o usuario tienen el control o influencia del procesador o dispositivo para proyectar cualquier pensamiento en el espejo neuronal. También puede haber una influencia del entorno del campo n+1 en el usuario, ya que se puede lograr una influencia desde el pensamiento del usuario y del entorno.

Por lo que, si de alguna manera pueden verse alterados o manipulados los campos en general, es porque las personas conectan con sus emociones, pensamientos y sentimientos y eso puede influir o verse influenciado en la prueba. Esa influencia del entorno, es lo que puede mover las redes; se sugiere trabajar con Neuroakashico®, y los principios de unidad, para poder actuar como el observador, desde el gran observador.

Se sugiere, cambiar de variable proxy en lugar de computadora o celular, podríamos tomar algún objeto que fungiera como espejo. Ya que lo que se manifiesta en el campo, es la holografía que es la luz transformada en imagen y que transmite lo que hay en el campo. Es importante observar la influencia e impacto de los campos n +1 en la actividad cerebral y neuronal, además el impacto del entorno puede influenciar los campos n+1.

Se sugiere, cambiar el escenario y no tener contacto con los usuarios antes de realizar la prueba. Identificar el espejo neuronal y la relación entre el coeficiente intelectual y su relación con el campo n+1. El impacto de estas pruebas y todas nuestras acciones tienen un impacto hoy y mañana muy significativo en los campos n+1, así mismo, el impacto del potencial Neuroakashico® en las redes.

Se realizó otra prueba con un estudiante que no ha tomado la formación Neuroakashico®, en la cual, el estudiante dentro del mismo campo n+1, observó la influencia del observador dentro de ese mismo campo, los ejercicios que se realizaron no tuvieron éxito como el ejemplo anterior.

Finalmente, se realizó el ejercicio con el observador fuera del campo y desde el gran observador, como resultado, el estudiante pudo concluir sus ejercicios dando como resultado la identificación de las imágenes en las páginas de internet, con los hologramas correspondientes, pero sin desarrollar o manifestar las habilidades de capacidades superiores como la visión remota expandida y otros.

## Relación Simbiótica del campo N+1

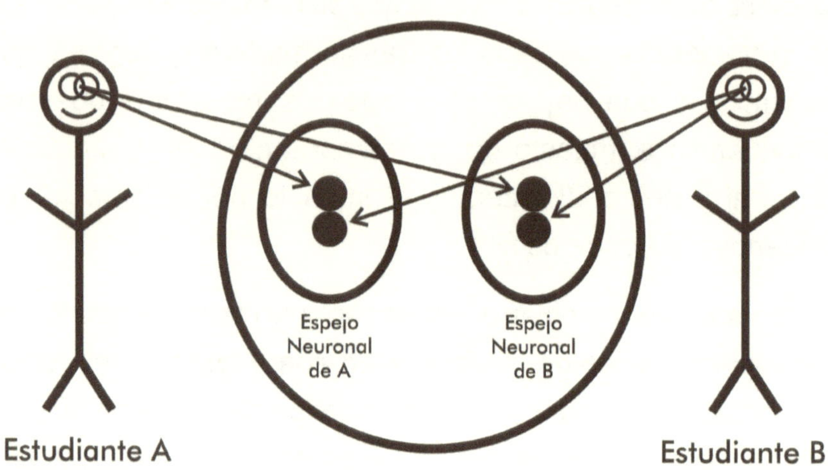


## Actores divinos

Lo que vive un usuario no es el efecto o responsabilidad de los otros, vive el resultado de cómo está su corazón, de cómo está su relación consigo mismo, en un efecto espejo reflejado en el campo n+1. Es decir, que lo que se manifiesta en el campo n+1 en su vida diaria, es el resultado de los eventos, trayectoria y entorno manifestado en el campo n+1, logrando un efecto replica con el campo n+1 colectivo.

Por ello, es importante que el ser observador pueda discernir, estar dentro del campo y fuera de él; y desde el gran observador integrar la influencia de los campos n+1 de la conciencia colectiva. Aprender a observar sin juzgar, sin enjuiciar, sin justificar, sin manipular, sin controlar, sin forzar, sin esperar algo o generar expectativa, etc. Las experiencias con los actores divinos que actúan, enseñan y revelan que ya somos el gran observador, que somos parte del todo de la unidad.

Entender a los actores divinos es entender el entorno mismo, ya que este nos permite observar la forma en que estamos integrándonos al gran observador. Observa que algunas cosas pertenecen a otros campos relacionados, incluso a otras redes desde el gran observador.

## Campo de acción n+1 motivado

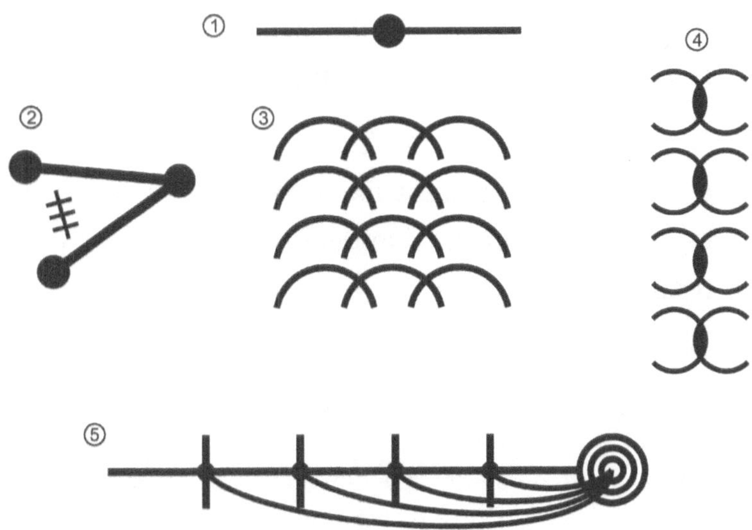


Este campo refleja amor, la respuesta del campo ya está. Observa cómo se efectúa de la siguiente manera:

1) Se identifica dentro del campo n+1 con los otros elementos

2) Se otorga el permiso y se conecta al gran sistema de redes alterno

3) Apertura de los campos

4) Reconocimiento, contacto y acercamiento de otros componentes en el campo

5) Interrelación con los elementos y componentes que forman el campo (desde el contacto visual, verbal, mental, físico)

6) Confirmación de los elementos y componentes para conectar e integrar a la gran fuente principal o directa gran matrix akashico® (GMA)

7) Confirmación e interrelación al mismo tiempo e integración al todo. Se realiza un movimiento de las redes para encontrar y parar en un punto de equilibrio.

8) Conecta de una forma directa al gran sistema de redes central, en específico a un sistema de redes y confirma el acto "positivo o acreditado" del pasado (de otro momento o tiempo).

9) Vuelve a traer al sistema de redes al momento presente, de manera visual, auditiva, olor, etc.

10) Observa la conexión a otros sistemas de redes alternos.

11) Conexión, repetición, validación, corroboración a otros sistemas de redes alternos; se observa un evento trazado desde antes en la línea del tiempo y que forma una agrupación y se integran.

Todos los eventos en esa misma línea y ciclos del tiempo, - con respecto a los elementos-, fueron traídos a los componentes en esos sistemas de redes. Reconociendo cada evento del pasado, y sus elementos y componentes. Se integra cada elemento y componente en el reconocimiento del campo n+1, formando un gran campo de acción n+1 motivado.

**Potencial neuroakashico® (Nivel o grado de Conciencia)**

Los niveles de conciencia, son para nosotros el potencial neuroakashico®, en la que coexiste niveles en el potencial neuroakashico® como: bajo, medianamente alto, alto e hiper alto nivel de conciencia. Jacobo Grinberg en su teoría sintérgica, habla sobre el cerebro en alta neurosintergia y mayor coherencia y del baja neurosintergia, menor coherencia; para nosotros éstos son alto y bajo potencial neuroakashico®.

Éste último lo caracteriza su estructura, la razón, el juicio, las expectativas, los condicionamientos, apegos, intervención del usuario para controlar, manipular, forzar, además del sistema de creencias y el uso de la razón para explicar y justificar. Por ejemplo, el autosacrificio, el autoengañarte, el autosabotaje, la autodestrucción que comienza desde tus células y desde el pensamiento mismo.

Hay grados o niveles de conciencia le llamamos también estado armónico, coherencia, potencia cerebral o potencial neuroakashico®, intrínsecamente relacionados con los actos del observador. Existe una relación entre los niveles de conciencia, la potencia cerebral, el estado armónico, los actos del observador, el cerebro Tri-Uno y el potencial neuroakashico®, como se observa en la gráfica, figura 15:

| Niveles o grados de conciencia | | | |
|---|---|---|---|
| Nivel bajo potencial Neuroakashico® (NBPN) | Nivel medianamente alto potencial Neuroakashico® (NMAPN) | Nivel alto potencial Neuroakashico® (NAPN) | Nivel híper alto potencial Neuroakashico® (NHAPN) – EquilibrioPotencial Neuroakashico® (EPN) |
| Nivel de potencia cerebral baja (NPCB) | Nivel de potencia cerebral medianamente alta (NPCMA) | Nivel de potencia cerebral alta (NPCA) | Nivel de potencia cerebral-corazón hiper (NPCCHA) o super alto (NPCCSA) |
| Nivel de conciencia baja (NCB) | Nivel de conciencia medianamente alta (NCMA) | Nivel de conciencia alta (NCA) | Nivel super o supra conciencia (NSC), conciencia de unidad (CU) |
| Nivel de coherencia bajo (NCB) | Nivel de coherencia medianamente alto (NCMA) | Nivel de coherencia alto (NCA) | Nivel de coherencia super alto (NCSA) o híper alto (NCHA) |
| Nivel de estado armónico bajo (NEAB) | Nivel de estado armónico medianamente alto (NEAMA) | Nivel de estado armónico alto (NEAA) | Nivel de estado armónico super alto o híper alto (NEASHA) |
| 1º. Cerebro (cerebro Tri-Uno) | 2º. Cerebro (cerebro Tri-Uno) | 3º. Cerebro (cerebro Tri-Uno) | 4º. Cerebro – corazón (4CC) |
| 1º. Acto del observador (1AO) | 2º. Acto del observador (2AO) | 3º. Acto del observador (3AO) | 4º. El Gran observador (4GO) |

| Nivel de desarraigo (NDHA) y anclaje mayor hiper alto (NAMHA) del 11 al 13 y de 13 al 20 | Nivel de desarraigo (NDA) y nivel de anclaje mayor (NAMA) alto del 3 al 7 y 7 al 11 | Nivel de desarraigo (NDMA) y nivel de anclaje mayor (NAMMA) medianamente alto del 0 al 3 | Nivel de desarraigo (NDE) y anclaje mayor equilibrado (NAME) iguales a 0 – Equilibrio Pleno o Perfecto (EP) |
|---|---|---|---|
| Punto de encaje hiper alto (PEHA) | Punto de encaje alto (PEA) | Punto de encaje medianamente alto (PEMA) | Punto de encaje equilibrado (PEA) – Equilibrio Pleno o Perfecto (EP) |

- Bajo potencial neuroakashico® – tiene relación con el 1º. acto del observador, con el 1º. cerebro, los niveles de desarraigo y anclaje mayor bajos, el bajo estado armónico o baja coherencia.

- Mediano potencial neuroakashico® – tiene relación con el 2º. acto del observador, el 2º. cerebro, el mediano estado armónico o mediana coherencia.

- Alto potencial neuroakashico®—tiene relación con el 3e. acto del observador, el 3º. Cerebro, el alto estado armónico o alta coherencia.

- Hiper alto potencial neuroakashico®- tiene relación con el 4º. acto el gran observador, el hiper alto estado armónico o hiper alta coherencia del corazón y cerebro, la super o supra conciencia, la conexión en red.

Este último nivel surge de la observación, estudios, acompañamiento y contención de compartir Neuroakashico®, con usuarios, practicantes y facilitadores de Escuela Akashica®, el campo n+1 reveló este nivel y está en proceso de integrar nuevos campos n+1 y nuevas potencias cerebrales.

Por lo que muestra en esta gráfica, entre mayor sea el grado del potencial neuroakashico® en equilibrio, mayor el grado del acto del observador para convertirse en el gran observador y mayor el combustible que recibe a nivel celular para integrar los sistemas de redes. Por lo que, equilibrar el hiper alto nivel de potencia cerebral o potencial neuroakashico® es integrar la nueva realidad.

Podemos decir, que el nivel hiper alto está relacionado con el 4º. acto: el gran observador y también pertenece a un nivel de hiper, super o supra conciencia, que es un nivel de conciencia o grado de evolución superior, el del líder de la conciencia, en donde integra las habilidades y capacidades superiores y se convierte en el gran observador en el gran sistema de redes.

El estado armónico, es la frecuencia o vibración en estado de armonía celular y está, en relación al nivel de desarraigo y anclaje mayor. En este, hay niveles que van desde bajo, medianamente alto, alto e híper alto estado armónico. Para Joe Dispenza, es la coherencia del corazón y cerebral, como resultado de una emoción elevada, que transmite señales coherentes al campo. Para Grinberg, la coherencia en el cerebro es la medida de la similitud de los patrones, es decir que, entre mayor sea esta similitud, mayor será la coherencia cerebral, además mencionó que la lattice tiene una gran plasticidad, además de existir niveles de coherencia cerebral, como niveles de coherencia en la lattice. (Grinberg, 1991 pg.33).

Para nosotros, la gran matrix akashico® y el nivel de coherencia, tienen relación con los actos del observador, al integrar hacia el 4º. acto el gran observador. De ello, surge una estrecha relación e inversamente proporcional, entre la coherencia cerebral y los campos n+1 (es la sumatoria de todos los campos).

Hay una relación con los niveles del potencial neuroakashico® y los niveles de desarraigo y anclaje mayor, además que dentro de estos últimos niveles hay otros niveles como partículas subatómicas que hay en el espacio. Para Jacobo Grinberg, los niveles de conciencia dependen de la profundidad en la que se sitúa el punto de encaje (Grinberg, 2008, pg.61) es decir, hay una relación inversamente proporcional con los niveles de desarraigo y anclaje mayor o llamado también punto de encaje y los niveles de conciencia, potencia cerebral o potencial neuroakashico®.

De este mismo modo coincide Guillermo Marín, para leer a Castañeda, que el nivel de conciencia se mide por el grado de presión que ejercen las emanaciones de afuera con las de adentro sobre el capullo (que es el punto de encaje), para Carlos Castañeda, es el termino de conciencia acrecentada, el nivel superior de conciencia (Marín,1999, pg.125)

Se postula que, cada nivel de conciencia corresponde a un nivel de los actos del observador y así mismo a algún nivel de desarraigo y anclaje mayor. Es decir, todo es conciencia, desde el punto de vista que todos nacemos con algún nivel de conciencia, lo importante es dar (recibir) y compartir Neuroakashico®, que son los combustibles para nuestras células y poder equilibrar esos niveles o grados de conciencia.

De este modo, se logrará tener una vida plena, en equilibrio, en bienestar y productividad.

Se ha observado, que el cerebro en equilibrio del hiper alto potencial neuroakashico®, se define y se caracteriza por:

- El proceso de unificación o capacidades superiores como la visión remota expandida, se agudizan los sentidos.

- La capacidad de crear campos n+1

- Alto coeficiente intelectual y su relación con las ondas cerebrales.

- Mayor facilidad para aprender otros idiomas y lectura rápida.

- Desarrollo de habilidades y capacidades superiores psíquicas, científicas, artísticas, culinarias, deportivas, etc.

- Habilidades en la música, el arte, la pintura, dibujo, escritura, entre otros.

- Sensibilización y amor hacia los animales. Conexión con la naturaleza.

- Mayor estructura neurológica.

- Mayor equilibrio de neurotransmisores.

- Mayor proceso de sincronicidad cerebral.

- Capacidad de influir en los demás, la capacidad de una negociación efectiva, además mejoras las relaciones humanas y afectivas, labores, los vínculos en equilibrio.

- Es capaz de influir y adaptarse en el medio ambiente y a los cambios en el entorno en general desde el gran observador.

- Capacidad de adaptación, de integración, al cambio, resiliencia.

- Equilibrio en el pensamiento. Lograr un estado óptimo de salud física mental y emocional. Palabra, pensamiento, acción en uno solo. En el proceso de equilibrar el hiper alto potencial neuroakashico®, en donde el pensamiento crea y transforma la realidad. Además, coloca la imagen holográficamente en el campo n+1, que es el proceso cocreador o la creatividad en su máxima potencia.

- Integración la aversión del riesgo, construye alianzas y redes, desarrolla las habilidades de contención, manejo de emociones y empatía en la negociación. Desarrolla la capacidad de negociación e integra para resolver, manejar y resolver conflictos.

- El poder de elegir y de negociación se manifiesta de manera consciente sin juicio y expectativa. Se afinan los canales y procesos de comunicación para ser efectivos y transmitir lo que es y corresponde, en un proceso continuo progresivo y coherente.

- Mejor coherencia oratoria y la transformación del lenguaje.

- Cualidades como: liderazgo, emprendimiento, creatividad, innovación, determinación, capacidad disruptiva.

- Mayor conciencia sobre el cuidado del medio ambiente y desarrollo de energías autosustentables.

- Desarrollo de nuevas tecnologías, inteligencia artificial y espacial.

Uno de los beneficios de equilibrar el potencial neuroakashico®, es otorgar más visibilidad de ejecución del gran observador, así como también, mayor ampliación y amplificación de la señal en los sistemas de redes, desde el gran observador. Por lo que, hay una relación entre los campos n+1 y el potencial neuroakashico®. Al acceder a una pequeña parte de la gran matrix akashico®, el cerebro en alto o hiper alto potencial neuroakashico® puede lograr acceder a los puntos o nodos que contienen la información del todo.

A través de la herramienta de Neuroakashico®, se logra equilibrar el nivel de conciencia, potencia cerebral, coherencia, estado armónico o potencial neuroakashico®, por lo que, nos permite estar en equilibrio, en paz, en plenitud, amándonos y aceptándonos tal cual somos, a amar el entorno, regresar al origen y ser uno con la gran matrix akashico®, sin separación, en total coherencia y estado armónico y ecuánime, en un proceso equilibrado, coherente, progresivo, continuo, esencial y verdadero.

Además, de continuar con el proceso de activar la potencia cerebral neuronal y desarrollar las capacidades superiores o las altas capacidades en las personas, la inteligencia múltiple, la capacidad superdotada o polímata, entre otros dones, talentos, habilidades y capacidades para tener una mejor calidad de vida e integrar y ser parte del todo, trabajar desde el gran observador, el gran sistema de redes y la gran matrix akashico®, que nos permite observar desde el gran observador, que el todo, ya es en nosotros y que la red es y está en cada uno de nosotros, somos parte de la gran red.

Atreverse a hacer las cosas en grande, es una característica del cerebro en alto potencial neuroakashico®, mantenerlo en equilibrio es la clave a través de los principios de unidad y la de herramienta Neuroakashico®. Se ha observado que la expectativa de vida es mayor, mejor esperanza, calidad de vida y los factores de riesgo equilibrados e integrados.

Para llegar a Neuroakashico®, tenemos una preparación, una antelación o tratamiento especial para conectar en algún punto de la gran matrix akashico® y acceder a este conocimiento universal, a este legado que así correspondía por ley de oro; corresponde lo que es, lo que hoy día es, lo que estamos compartiendo y expandiendo actualmente.

¿Qué es lo que ocurrió?, que al acceder a los campos n+1, de los grandes sistemas de redes se integran a la gran matrix Akashico®, para lograr el equilibrio en el cerebro en hiper alto potencial neuroakashico®, y conectar con otros cerebros (conexión en red), expandir e integrar los campos n+1 y los sistemas de redes.

Estamos trabajando con el modelo educativo Neuroakashico®, para mitigar los factores de riesgo psicosociales, como el estrés emocional y laboral, con los niños, jóvenes y adultos y en diversos ámbitos como educación, seguridad, salud, negocios, entre otros. Cada nivel de la conciencia corresponde y está en relación con los sistemas de redes neuronales, en relación con los campos n+1 y el equilibrio de la coherencia cerebral con la gran matrix Akashico®.

A mayor coherencia, mayor sensibilidad y reconocimiento del campo n+1. Por consiguiente, mayor posibilidad de equilibrar el nivel de anclaje y transformarse en el gran observador. Estamos en un proceso de evolución cerebral y neuronal; han surgido nuevos niveles de conciencia, dado que estamos en expansión. Jacobo Grinberg, proponía crear una nueva especie que tuviera supra conciencia y pudiera transmitirla; en donde siendo parte de la gran matrix Akashico®, seremos los creadores de los grandes sistemas de redes, de multiuniversos.

Grinberg, menciona que el incremento en la coherencia de un cerebro, equivale y produce una acción similar al efecto Meissner, en el cual un imán levita cuando se coloca sobre un material superconductor. (Grinberg, 1991, pg.86). En esto, estudiantes de la escuela, presentaron el efecto Meissner, debido a que estaban equilibrando su alto o hiper alto potencial neuroakashico®, entre los más altos niveles presentaban consecutivamente este efecto; esto quiere decir que entre mayor sea el equilibrio del nivel potencial neuroakashico®, mayor es la probabilidad de observar el efecto de volar o navegar en los sistemas de redes.

La capacidad superconductor o magnetismo, llamado también energía magnética o cristal, es una cualidad del cerebro en hiper alta potencial cerebral neuroakashico®; por lo que, nuestro cuerpo puede producir y conducir su propia energía. Nuestra madre tierra Gaia, es el gran super conductor, conectado a nosotros y hacía nuestros hemisferios cerebrales, corazón, intestinos y coxis y de nuevo hacia el cristal central de la madre tierra y a la gran matrix Akashico®.

En la teoría sintérgica, la invención de la computadora de la lattice, es similar al cerebro humano, que es capaz de crear campos energéticos parecidos al campo neuronal. (Grinberg, 1991, pg.86). Hoy en día, con la evolución cerebral neuronal, se ha observado a practicantes y facilitadores con cerebros en equilibrio en híper alto potencial neuroakashico®, tienen la posibilidad de crear nuevos campos n+1, en su interrelación con los grandes sistemas de redes.

Esto sucede mientras el usuario posee en equilibrio el nivel híper alto potencial neuroakashico®, de este modo, el usuario puede crear nuevos campos n+1 en las líneas y ciclos del tiempo; el magnetismo es una propiedad de los campos n+1 y propiamente del observador en los sistemas de redes; es decir, que el cerebro tiene la habilidad para crear nuevos campos, a mayor equilibrio en el hiper alto potencial neuroakashico®, mayor integración de los campos n+1, en los sistemas de redes interrelacionados desde la perspectiva del gran observador, ver y percibir la integración a través de la visión remota expandida a nuestra madre tierra Gaia e integrar la radiación natural cósmica y artificial.

**Nivel de desarraigo y anclaje mayor**

Este nivel de desarraigo y anclaje mayor llamado también el punto de encaje es el estado de la conciencia o pulso de la tierra, y está en relación con el equilibrio de la presión atmosférica, los niveles de oxígeno, los niveles de hemoglobina, plasma celular y los niveles de agua. Así mismo, tiene relación con este punto de encaje con la matriz endometrio, coxis, intestinos, corazón y hemisferios cerebrales conectados a los sistemas de redes neuronales y gran sistema de redes.

De ahí, la relación atómica celular y los campos n+1, y la relación del corazón, cerebro, intestinos, coxis y cristal central de la madre tierra conectados a la gran matrix akashico®. Por lo que, la relación de la sangre, los neurotransmisores, las ondas gammas y niveles de oxígeno son el medio e hilo conductor de los sistemas de redes neuronales y su conexión con los neurotransmisores. A mayor equilibrio en los niveles de oxígeno en la sangre, más equilibrio en el estado óptimo de salud física, mental y emocional.

Para Jacobo Grinberg, en la teoría sintérgica, menciona que el *punto de encaje,* es la alineación de emanaciones que se modula a través de focalización, este se localiza en la superficie del cuerpo o capullo luminoso y, dependiendo de su posición en éste, alinea diferentes bandas de emanaciones, dando lugar a percepciones de realidades alternativas. (Grinberg, 1991, pg.60). Marín mencionaba que esto es lo que llamaba Carlos Castañeda, punto de encaje, que quiere decir que hay una relación entre los niveles de conciencia y cuanto más se acerca o se alinea al punto de encaje, -aunado al termino *punto de encaje*, al que Carlos Castañeda, hacía énfasis. (Marín, 1999, pg.124).

Coincide con Fuster, cuando habla sobre la corteza cerebral, y sobre el término "encajar", en el futuro significa proyectar hacia adelante, en el tiempo. (Fuster, 2015, pg.52). Así pues, el punto de encaje está  relacionado con la corteza cerebral. Los niveles de desarraigo y anclaje llamado también punto de encaje se relaciona directamente con la visión remota y los actos del observador para integrar hacia la nueva realidad, el gran observador.

Marín mencionaba que en la obra "La toltequidad" de Carlos Castañeda era el logro del movimiento, del punto de encaje a voluntad, que es el comando del águila que fija el punto de encaje a través de la voluntad de manera personal con la finalidad de lograr la libertad o conciencia total. Es decir, lograr integrar las emanaciones del Águila (los sistemas de redes), e integrar el comando del Águila (gran matrix akashico® para nosotros), para mover el punto de encaje y mantenerlo en equilibrio. (Marín, 1999, pg.128-129)

Jacobo Grinberg, mencionaba que la posibilidad de afectar la gravitación a voluntad y utilizar esta modificación gravitacional tiene repercusiones, tales como la transportación, la levitación e incluso la creación de un motor gravitacional. (Grinberg, 1991 pg.85). Esto se logra a través de equilibrar la potencia cerebral, el estado armónico y coherente o hiper alto potencial cerebral o potencial neuroakashico® además que tendrá mayor influencia la conexión cerebro-corazón en relación al campo magnético de la tierra.

El equilibrio en el hiper alto potencial neuroakashico® logra la capacidad de observar e integrar a voluntad los grandes sistemas de redes. Haciendo mención a Nikola Tesla, *"provocar a voluntad el nacimiento y la muerte de la materia sería la obra más grandiosa del hombre, lo que le convertiría en el dominio de la creación física y le haría cumplir su último destino, crear su propio universo".*

Hay algo más grande del exterior que te llevan a conectar a tu punto de anclaje que es el gran observador, lo que ayuda a mover el punto de encaje y esto es la conexión con la madre tierra, Gaia, además, de los grandes sistemas de redes y la luz fotónica; es decir algo grande ejecuta, realiza, manifiesta y actúa en el campo del usuario.

Derivado de esto, el ser humano es célula, energía; tiene su propio campo n+1. Actuaría como punto de anclaje, con las fuerzas que actúan en el campo. El reconocimiento del campo, la integración y unicidad al todo, equilibrio, amor, el reconocimiento del observador, libertad, aceptación e integración el ABC del observador: los principios de unidad.

De ello, se origina desde la creación de la partícula divina y anclaje mayor al ADN. En relación con el anclaje mayor, la finalidad es anclar los cerebros a la gran maquinaria de los sistemas de redes, es decir a mayor anclaje, mayor entendimiento y ajuste en las redes. El anclaje mayor, se convierte en el receptor en los sistemas de redes y lo que permite la conexión en red.

La finalidad es que entre mayor sea el número de población equilibrando su potencia cerebral o potencial neuroakashico®, se equilibran los niveles de equilibrio de desarraigo y anclaje y esto da la posibilidad de mayor rango o nivel de conexión en red; esto es a mayor equilibrio del anclaje mayor y desarraigo, mayor equilibrio de la potencia cerebral para llegar al hiper alto potencial neuroakashico®. A mayor equilibrio de la potencia cerebral, te permites sentir el amor profundo, te escuchas y tu prioridad número uno, eres tú. El tiempo, transcurre desde el gran observador, el bienestar, el amor y la luz ya es en ti; el proceso de anclaje y de integración del amor, ya es.

Se observa en la figura 16, el equilibrio del potencial neuroakashico®, donde los niveles o grados de desarraigo y anclaje mayor se presentan en ceros. Lograr mantener estos niveles, se logra a través de la herramienta Neuroakashico®, integrando la conexión de los sistemas de redes neuronales, conectados al corazón, hemisferios cerebrales, intestinos, coxis y en dirección al cristal central de la madre tierra, que son los hemisferios cerebrales; de ahí, hacía el gran sol central o matrix akashico®.

En la figura 17 y 18 muestran los movimientos de los niveles de desarraigo y anclaje mayor. En esta figura, podemos observar que los niveles 0 de desarraigo y anclaje mayor, es el equilibrio perfecto, el nivel híper alto del potencial neuroakashico® o el 4°. acto el gran observador, la super, supra e híper conciencia, el híper alto estado armónico. Los niveles del 0 al 3 de desarraigo y anclaje mayor son los niveles normales, donde a través de la herramienta Neuroakashico®, se ha observado que puede mantenerse en niveles normales, este corresponde al alto potencial neuroakashico®, al 3°. acto del observador, a alta coherencia o alto estado armónico.

Los niveles del 3 al 7 y del 7 al 11 de desarraigo y anclaje mayor son niveles medianamente de alto potencial neuroakashico®, corresponde al 2°. acto del observador, al nivel de coherencia o estado armónico medianamente alta, en donde se van presentando algunas disfuncionalidades o trastornos psicológicos o mentales. De los niveles 11 al 20 de desarraigo y anclaje mayor, son niveles muy altos, que representan el nivel bajo potencial neuroakashico®, el primer acto del observador, el nivel de coherencia bajo, el nivel del estado amónico bajo, en donde presentan algunos trastornos y enfermedades avanzadas como enfermedades mentales, psiquiátricos, neurológicos, pérdida del sentido del rumbo y sentido de la vida, entre otros.

Los hiper o super altos niveles de desarraigo y anclaje mayor pueden causar la falta de oxígeno y otros, manifestando niveles de bajo potencial y rendimiento cerebral, bajo estado armónico y coherente. Además, puede mover sus ejes rotacionales del usuario en dirección a otros sistemas de redes y cruzar el umbral hacia las redes, esto es el proceso de la muerte sin separación. Es decir, que lo niveles altos de desarraigo y anclaje mayor causan mayor falta de oxígeno y se mueve el punto de encaje hacia otras redes.

Por lo que se sugiere mantener el equilibrio del estado coherente y armónico, la unicidad del corazón y cerebro, esto es el equilibrio de la potencia cerebral o potencial neuroakashico®. Además, que estos niveles de desarraigo y anclaje tienen su relación con los sistemas de redes neuronales y los grandes sistemas de redes, con el equilibrio en la comunicación neuronal, la finalidad es mantener vivas neuronas que son la clave de la vida.

Se ha observado al inicio de las sesiones como el 85% o 90% de los usuarios han presentado niveles de desarraigo y anclaje muy altos. Por lo que se sugiere continuar recibiendo las sesiones y convertirse en practicante observador para lograr equilibrar la potencia cerebral, estado armónico, coherencia o potencial neuroakashico®; para llevar a los niveles de desarraigo y anclaje a niveles normales y pueda gozar, sentir y vivir en el estado óptimo, armónico, coherente y ecuánime.

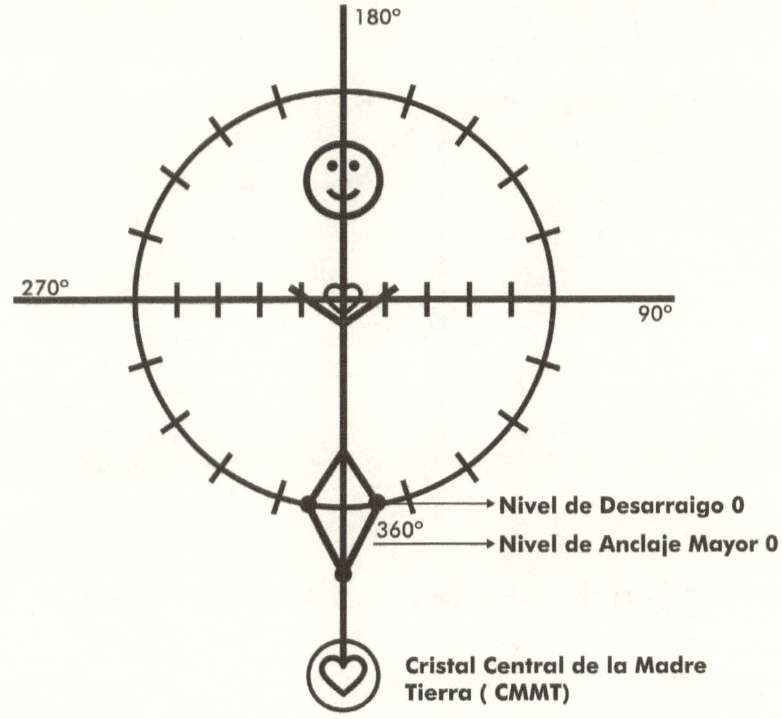

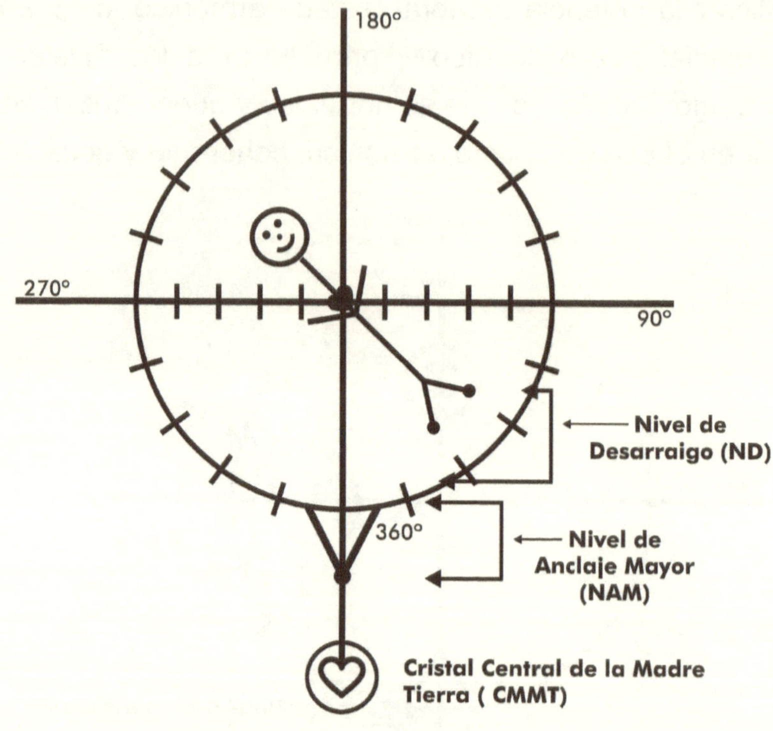



## Nivel de Desarraigo y Anclaje Mayor

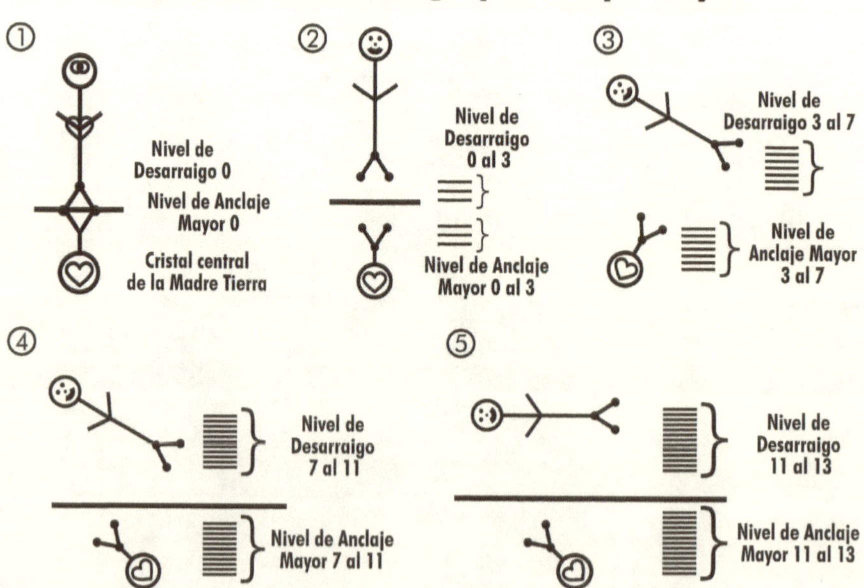

# CAPÍTULO 3
# El gran observador

## Corazón: timón y direccionalidad

El corazón es el conjunto de emociones, es el timón y la direccionalidad, es la gran matrix akashico® (GMA), es el cuarto acto, el gran observador, conectado a los grandes sistemas de redes en unión y equilibrio con el todo. Es la energía y el motor, es la direccionalidad que transciende a través del tiempo y da aliento a la vida.

El estado óptimo y el estado armónico, se logra a través de la conexión con el corazón, la mente y las emociones. El latido del corazón, es el latido de la madre tierra y viceversa. Para Mather y Curr, las oscilaciones en la tasa del corazón, mejoran la conectividad de las redes del cerebro, asociadas con el bienestar emocional.

Estudios recientes, arrojan que hay estructuras moleculares del ADN y neuronas en el corazón, de ello parten los nuevos renacimientos, energía y frecuencia vibratoria que se expanden desde el corazón. La palabra emoción, se deriva del latín *emotio*, que tiene relación con el movimiento, corazón, pulso o latido, de ahí, la relación del corazón con las emociones. ¿Te has preguntado cómo manejar las emociones sin juicio y expectativa?, a través de Neuroakashico® para mantener el estado armónico desde la emoción, pensamiento, cerebro y órganos.

Podemos afirmar que a través de Neuroakashico®, se activa e incrementa los sistemas de redes del corazón en relación al cerebro, aportando bienestar, el estado armónico y coherente. En tanto que el estado coherente, funciona mejor cuando el cerebro se mantiene en estado armónico, compasivo, progresivo, gradual, expansivo. Como resultado, mejora el grado de conectividad de las neuronas, - dado el rol de las expectativas-, está cambiando el rumbo cerebral, neuronal y mermando la capacidad cerebral. Por lo que, es posible generar y vivir el estado armónico, de placer y de bienestar para mantener el equilibrio emocional, mental y físico.

Se puede alterar o modificar el rumbo de la direccionalidad, que define la gran matrix Akashico® conectado desde el corazón, este enfoque es dado por otros factores como la interrelación de los campos n+1 en los sistemas de redes. Grinberg y Ramos, mencionaban la posibilidad de modificar el enfoque del factor de direccionalidad, y fundamentar la actividad cerebral que un sujeto ejerce sobre otros. (Grinberg, 1991, pg.85)

Esto se relaciona con la comunicación neuronal, de ahí que el factor de direccionalidad esté relacionado estrechamente con el corazón y su relación con el cerebro, la conexión en red, con la comunicación entre cerebros y con la comunicación neuronal. Esto, quiere que la direccionalidad se logra a través de la comunicación neuronal. Si el corazón es la direccionalidad y éste está estrechamente ligada al cerebro. Además, tiene impacto en el entorno y en todos los campos n+1.

Jacobo Grinberg, menciona que el factor de direccionalidad requiere de la existencia de un controlador del mismo al que la teoría sintérgica denomina procesador central. (Grinberg, 2008, pg.15). Para nosotros, el timón y direccionalidad es el panel de control o transportador *expandia*, que está conectado a la glándula pineal, hemisferios cerebrales, corazón, coxis, cristal central de la madre tierra, hacia los grandes sistemas de redes y es el observador mismo. La misma direccionalidad que sigue la luz, conduce, ejecuta y se manifiesta por si sola.

La luz va y regresa, toma su propio camino, la misma energía conduce; la luz da direccionalidad y energía, direcciona y entiende el proceso desde la concepción y la conciencia del todo. Se necesita acceder a ello, desde la conciencia unificada. Por lo que la direccionalidad te ancla, obsérvalo desde el punto que fue y desde donde lo creaste, expándelo desde que fue creado, desde el amor para compartir, conectando desde el espacio del amor en la continuidad y reciprocidad.

## Cerebro holográfico

En los estudios realizados por Jacobo Grinberg, se hace mención del desarrollo de técnicas de direccionalidad energética, a través de la creación de patrones gráficos, es una de las posibilidades en esta nueva era. Esta, es una de las razones que apoya la existencia de Neuroakashico®, inclusive postula la futura creación de un motor que no requiera combustible alguno y actúe como motor (sintérgico), para nosotros éste se llama *expandia*. (Grinberg, 1979, pg.98)

*Expandia*, para nosotros son los paneles de información o paneles de control en los sistemas de redes, existe la gran maquinaria holográfica, de ahí que Leonardo Da Vinci, plasmará esta gran maquinaria en máquinas en movimiento. Actualmente, sabemos que esta gran maquinaria es la gran matrix akashico®.

Pribram y Ramírez, comentan que los códigos son idiomas o lenguajes y los idiomas son la clave para la estructura de la conciencia (Pribram y Ramírez, 1980, pg.113). Proponían que la función básica del cerebro, es generar los códigos mediante los que se comunica la información. Las series de Neuroakashico®, son algoritmos, códigos definidos o imágenes visuales, frecuencia sonora en hertzios con una frecuencia y vibración. Para Jacobo Grinberg, el cerebro tiene la capacidad de decodificar información que es transmitida en patrones holográficos (códigos o imágenes visuales) y la información concentrada es un algoritmo.

El cerebro es la gran máquina y Neuroakashico® tiene como combustible celular, las series de códigos en imágenes visuales (patrones holográficos) que trabajan en los sistemas de redes. Una imagen holográfica, se proyecta desde el equilibrio en hiper alto potencial neuroakashico®, se puede proyectar fuera y en otro campo n+1, es una de las características que se mantienen para convertirnos en el gran observador.

Somos parte del todo, somos parte del gran sistema de redes. El cerebro holográfico, se activa desde que se logra el equilibrio del hiper alta potencia cerebral o potencial neuroakashico®, de la luz del láser de referencia en equilibrio y de colocar la imagen tridimensional en los campos n + 1.

Una imagen holográfica, puede ser conducida, modificada o anclada en uno o varios sistemas de redes al mismo tiempo. Esto quiere decir que, si una situación está sucediendo ahora, otra persona en la misma conexión en red lo está viviendo o percibiendo. El impacto en el sistema de redes, es en el tiempo holográfico presente y otros al mismo tiempo. Es decir, se puede alterar o modificar la situación, evento o circunstancia desde la pantalla, televisión, redes sociales o el internet mismo.

**Cerebro en equilibrio potencial**
**NeuroAkashico® plasma la imagen holográfica**

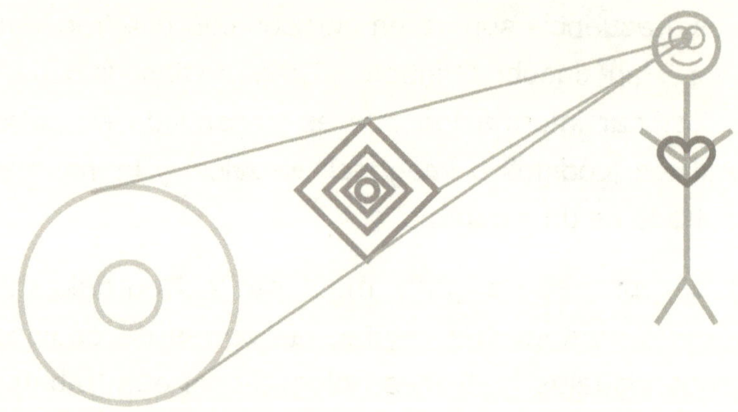

## Visión remota

La visión remota, hace alusión a "ver o percibir" a través de los ojos no físicos, es ver más allá. Es la característica que posee un cerebro en equilibrio en hiper alta potencia cerebral o potencial neuroakashico®. Esta capacidad se potencializa al equilibrar estos niveles de conciencia. La visión remota es la capacidad y la habilidad de ver el pasado, presente y futuro, la telepatía se desarrolla con la visión remota, que es ver, comunicarse, enviar mensajes y señales en las redes; ver más allá de la lente humana.

La visión remota, es una característica del cerebro en hiper alto potencial neuroakashico® con la cualidad de superconductor y holográfico; la luz está compuesta de varias señales de diferentes frecuencias, por lo que pueden llegar a ser visibles para el ojo humano desde el equilibrio del hiper alto potencial neuroakashico® es como si el ojo humano detectara e integrara la luz infrarroja. Un ejemplo, sería observar cómo se divide la materia en partes, es decir, ves una silla, pero al mismo tiempo estas observando de qué este hecho y dentro de ello ves más.

Las imágenes para Jacobo Grinberg, son un mini patrón y son la base de la visión remota y del acceso al akashico; puesto que, la contraparte energética de cualquier imagen es un campo neuronal. (Grinberg, Pg. 96, 1979). Por ello, lo más importante no es abrir el registro akashico para obtener información, sino equilibrar la potencia y rendimiento cerebral o potencial neuroakashico® (nivel de conciencia), el estado armónico o coherente día a día, para lograr la expansión de la conciencia.

**Sistema de redes**

> "La red neuronal es la base de todo el conocimiento y de toda la memoria".
>
> Joaquín Fuster.

El sistema de redes neuronales es aquel que se compone del conjunto de redes celular, neurotransmisores y hormonas; estudios han revelado que han encontrado neuronas en el cerebro, corazón e intestinos. El sistema de redes comprende desde el ser humano que en sí mismo es el conjunto de redes neuronales, neurales, celulares hasta el gran universo.

El célebre pintor Leonardo Da Vinci, en su obra plasma sobre la figura y la relación de las redes con su movimiento, la relación con las ondas gravitacionales y otros planetas; de este modo, tiene relación con los elementos, la naturaleza evolucionando libremente como el principio de rodamiento.

El universo, gira en torno de máquinas como lo muestra la obra de Da Vinci, quien creó máquinas para que el hombre pudiese volar, y a su vez, encontrar coincidencia con la teoría de Jacobo Grinberg y Tesla. Joaquín Fuster, menciona que la red es la clave de la red neuronal, sobre todo de la corteza cerebral, son la base de todo el conocimiento.

Un sistema de redes, puede arrojar información sobre los diferentes tipos y movimientos de las redes, los efectos, factores, componentes y solución al sistema respectivo y correspondiente. Por ello, el sistema de redes, es considerado el sistema de redes ancestrales, cósmicos, planetarios, multiversos, universales, globales, la esencia, el origen, eventos, circunstancias, tiempos, realidades y relatividades en cualquier línea o ciclos del tiempo.

Hasta este punto, han llegado a ti algunas preguntas, pero desde el conocimiento, de cómo funcionan los sistemas de redes, se puede predecir el futuro con la sincronicidad de los campos y por las fuerzas externas que son algo más grande, es decir, lo que pasa en un campo se replica en otros campos. El sistema de redes lo sabe y lo conoce.

Lo que comúnmente decimos "el universo todo lo sabe", es imprescindible conocer y trabajar los principios de unidad todos los días, para poder integrar cualquier juicio o expectativa. El sistema de redes neuroakashico® lo contiene todo, desde el arte del conocimiento y del saber hasta que puerta abre y activa la conciencia.

El cerebro, crea nuevas conexiones y los relojes se ajustan, las redes se acomodan, observa tu intención y tu emoción y acciona el campo n+ 1. En el sistema de redes conectados a los diversos campos n + 1, se fortalecen patrones de ADN y ARN para lograr una nueva conciencia. La gran maquinaria de los sistemas de redes, consiste en diferentes maquinas en movimiento, se mantiene en movimiento en las diversas líneas y ciclos del tiempo, estas máquinas giran en grados más pequeños o grandes, menos o más densos dependiendo cómo corresponda al sistema de redes respectivo. Por lo que, existen muchos tipos de máquinas como células hay.

Las maquinas, toman formas de cámaras que van tomando forma en movimiento, dependiendo como el ojo observador las perciba. Esto, depende de la capacidad del alto o hiper alto potencial neuroakashico® en equilibrio. El sistema de redes se caracteriza por los movimientos y desplazamientos que se realizan dentro de ella, cuando se ejecutan estos, se entra y vacía a la nada, al todo.

Se realiza la confirmación de estos movimientos y se ejecuta la confirmación en movimiento del sistema de redes aleatorio. Estos, se conectan a los subsecuentes sistemas de redes implicados en una misma línea y ciclo del tiempo, para conectar con esos momentos y con esos estados de integración cerebral, ya que todo está conectado, todos con todo y en la sincronización neuronal.

El sistema de redes muestra, revela y da la direccionalidad sobre todo en el filamento de la neurona que está alojado en la nebulosa del cerebro. Puede haber interferencia entre los sistemas de redes a otros múltiples sistemas de redes, puede verse intervenido o interrumpido. Pueden verse afectados los campos n+1, el mismo sistema de redes y canales de luz que se ajustan, acomodan y equilibran.

En el campo de redes neuronales, se optimiza a el estado más optimo, llegando al balance desde el gran sistema de redes y manifestándose en los campos n+1. ¿Cómo funciona el universo? Una situación o evento, se ancla en el campo n+1 con anticipación y puede darse por ciclos. Observa cómo se integra la visión remota y como desintegra la materia desde el observador. Se sugiere no traer al momento, a la persona, situación o evento, ya que se traerá al momento a través de replicar su nombre verbal o mental al sistema de redes correspondiente, es decir al instante, ya que no hay tiempo ni distancia.

El proceso de evolución cerebral – neuronal, hace que se vayan desarrollando los cerebros, hasta llegar al siguiente paso, escalón o eslabón de evolución a neuroakashico®, y permita conectar a todos los sistemas de redes, equilibrarlo y ser uno y ser la conciencia de unidad. La vibración energética, es un candado, solo un corazón noble y bondadoso podrá navegar en los sistemas de redes universales.

El uso medido de la energía en el sistema de redes, es el restablecimiento de la energía de las personas. Lo que una persona siente se manifiesta en otra, a esto le llamamos *transmisión aleatoria*, la cual se manifiesta y replica en los campos n + 1. Estas transmisiones aleatorias suceden todo el tiempo y en cada instante con las personas que están conviviendo en el sistema de redes respectivo y correspondiente.

Es posible llevar o guiar a alguien navegar en los sistemas de redes, con que una persona lo haga, puede llevar a otros; se expande a otros sistemas de redes dentro de otros sistemas de redes, correlacionándose con un efecto espejo. Por lo que, cuando una persona conecta con a la gran matrix akashico®, es posible llevar y guiar a otras a conectar, y cualquier objeto puede ser el medio o vehículo de transferencia para conectar con ella. Ya que, sincronizar con el sistema de redes es sintonizar y sincronizar con la luz.

Los sistemas de redes en general, pueden ser afectados desde el origen del pensamiento, desde la creación, surgimiento de la emoción y pensamiento. Hay diversos efectos y movimientos en los sistemas de redes, como n solo se manifiestan *n* espejos, como la realidad invisible ante nuestros ojos físicos. Efecto espejo neuronal, se define a través de todos los campos n+1, al tener un efecto llamado espejo neuronal. Un ejemplo, podría ser la masa de la población vibrando en amor, y es posible que se vea impactado en lo que esté sucediendo en otros campos n+1.

El espejo neuronal, es una realidad invisible ante el ojo humano. La pregunta es, ¿por qué el ser humano se engancha con el espejo? El ser humano tiene que vivir esas experiencias y/o pruebas de vida, son mostradas para que se dé cuenta que tiene algo más que ver y sentir a través de los ojos no físicos. Eso es el amor, llegar al todo. Efecto replica, refiere a la replicidad de los campos n+1, por ello, solo somos una réplica de algo más, de otros campos *n*, lo único que se requiere para ser observador de esto, es un corazón bondadoso. Además, cuando una persona entra al sistema de redes neuroakashico®, puede llevar a otros como réplica de su propio campo, todo ello permitido bajo los principios de unidad.

Efecto unicidad, se refiere cuando una persona puede acceder a los campos n+1 y navegar en estos sistemas de redes. Todos estamos conectados a la gran matrix akashico®. Enseñar a observar y actuar en los campos n+1, ya que la causa es el usuario como actor principal divino; la consecuencia son los campos n+1 del actor principal o los actores divinos. Un ejemplo, serían los actos que una persona pueda reflejar o afectar en otros, ya que el efecto espejo afecta a otros sistemas de redes correlacionados con otros sistemas de redes.

Replicando esta situación, si emitimos un pensamiento de amor se irá a todos los sistemas de redes conectando al gran sistema de redes. El efecto sonoro, se percibe como ondas sonoras emitidas desde el pensamiento del usuario hacia la gran matrix akashico®. El efecto contagio, actúa y se manifiesta como una reacción desencadenante en el campo y en el sistema de redes. Por lo que, el sistema de redes en general, se ve impactado de alguna manera por el entorno y los pensamientos de los usuarios; a través de Neuroakashico® se ajusta, acomoda, resuelve y equilibra los sistemas de redes desde el gran sistema de redes respectivo correspondiente.

**Sistema de Redes Neuronales**

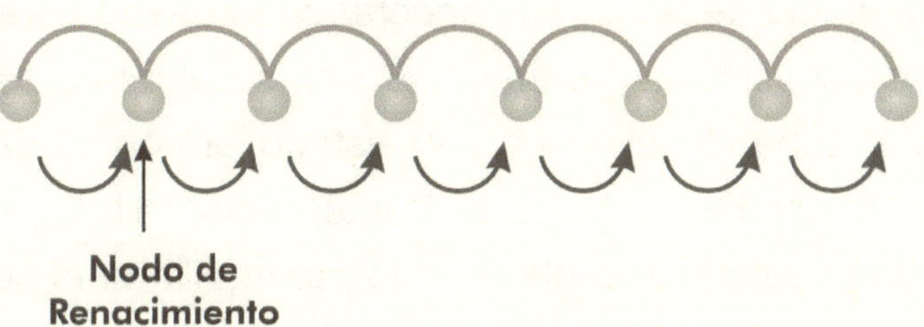


## ¿Qué es la luz?

> "La luz es la luz, hasta que
> llega y te conmueve".
>
> Ana Silvia Lara

También llamada luz fotónica, luz iridiscente, luz de luces, luz esférica, luz sonora, etc. la energía se transforma, estamos en procesos de transformación todo el tiempo y generar esa conciencia de transformación en luz. Estas en situaciones o procesos de vida para reafirmar y desmitificar el proceso de la luz.

Jacobo Grinberg, mencionaba que se podría afirmar que la luz es el conjunto de sistemas de redes y que además de ser receptores de éstas, somos los creadores de los mismos sistemas de redes. (Grinberg, 1991, pg.75) Hay algo más grande que mueve los sistemas de redes y esto es la luz fotónica. Por lo tanto, eres luz, eres amor, eres la red, somos la gran red. La luz fotónica, es comprender lo inconmensurable, lo ilimitado de lo ilimitado, los multiversos, multisistemas planetarios, multi galaxias, etc.

La finalidad de la luz, es conectar con nuestro corazón en frecuencia y vibración al amor. En otras palabras, es lograr integrar y expandir el amor y el estado armónico desde el corazón. El objetivo de la luz, es la integración al todo, lograr el equilibrio, la unicidad, la plenitud; lograr equilibrar el potencial neuroakashico®, y ser el gran observador.

Fortalecer todos los días la conexión con tu corazón, trabajando los principios de unidad, manteniéndote como observador tanto dentro como fuera del campo n+1 y desde el gran observador, y dejando que algo más grande que la luz actúe y se manifieste. Una de las finalidades, es dejar de preocuparte y confiar que ya el todo es, y saberte que, si al final todo se va, lo único que establece, prevalece y permanece es la luz en nuestros corazones, lo único esencial, cierto y verdadero. Date cuenta que tu vida ya cambio, porque tú te has transformado en amor.

El candado principal, es un corazón bondadoso, y la llave para acceder a estas herramientas y lograr equilibrar el cerebro y llegar al equilibrio del híper alto potencial neuroakashico®. Te has preguntado, ¿para qué viniste a esta tierra?, viniste a integrar los principios de unidad, es lo único que es y permanece. Viniste a amar desde todo lo que ya es.

La importancia radica en saber dar bajo los principios de unidad, primero a nosotros mismos y hacía los demás, dar bajo la definición de estos principios. La luz es la verdad, el conocimiento te dará acceso a la verdad, la oportunidad de ser consciente, y este proceso de conciencia, te dará apertura y llegada al *todo.* Conectar al *todo*, y con la direccionalidad de la gran matrix akashico®, integrar hacía la conciencia de unidad.

Por lo que la luz es la conciencia de unidad, es el gran observador, es el libre albedrío, la libertad, los sistemas de redes, los campos n+1 y la gran matrix akashico® como lo muestra la siguiente figura 21:

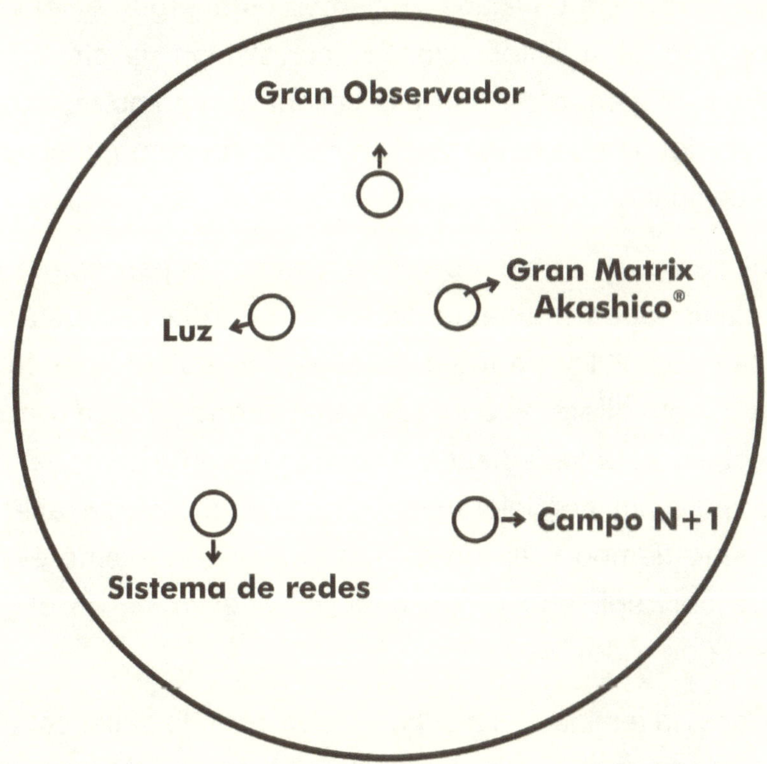


La luz es también el libre albedrio, lo que corresponde para cada uno, situación o evento; por ello, como observadores, dejamos actuar a algo más grande.

## Líneas y ciclos del tiempo

> "Vi el pasado, presente y
> futuro al mismo tiempo".
>
> Nikola Tesla.

El tiempo es una sucesión de eventos y tiene relación con las líneas y ciclos del tiempo; es la conciencia, es el todo como conciencia unificada. El tiempo es energía, es el venir, el trayecto, la manifestación, la correlación, la síntesis, la antítesis, la semilla de vida y el destino. No como medida en función del tiempo hora, sino en definición como conciencia pura unificada.

El tiempo y el campo n+1, no están separados, están correlacionados mutuamente, es la energía que están en los campos n+1 y no fuera de ellos. La realidad puede ser un concepto diferente a lo que hemos conocido. La realidad concebida está sucediendo $n$ veces más en $n$ campos más. Es como si nos percibiéramos en muchas realidades alternas al mismo tiempo y en un mismo tiempo; un mismo evento puede ser replicado y duplicado $n$ veces más, en el gran sistema de redes.

Como la realidad en algunos casos, ha sido desapercibida, podemos decir que la realidad está en función del tiempo y del campo n+1:

$$(R) = (f)\,(T) + (f)\,(C\ n+1)$$

Podemos observar que el tiempo es usado para explicar la realidad. Por ello, la realidad puede llegar a ser subjetiva, dependiendo como se esté tomando en los sujetos y objetos.

La realidad puede ser comprendida de muchas maneras, no solo en su concepto sino en su practicidad y praxis. La realidad es ajustable dependiendo del entorno, definimos el entorno como el conjunto espacio-tiempo. El tiempo toma la definición de realidades y supra realidades, que es la terminología avanzada del campo n+1.

El tiempo es ondulatorio con camino, dirección y ovulatorio que refiere a la creación divina femenina, la madre tierra, la mujer, ovulo y nacimiento. El tiempo está en función del tiempo divino y del tiempo eterno. Observamos:

$$T = (TD) + (TE)$$

El tiempo eterno es la energía del tiempo y la conciencia. Así:

Tiempo eterno = (energía del tiempo) + (conciencia)

El tiempo es conciencia, es energía, es molécula infinita e ilimitada, es el todo. La convergencia de algo sugiere el tiempo, es el punto cero, el vacío creador y el campo n+1. El tiempo, es aquello que ya está listo y ya es, lo esencial, lo cierto y lo verdadero. El ciclo del dar y el tiempo, apertura las cámaras y túneles del tiempo en los sistemas de redes y en las líneas del espacio-tiempo. Todo es uno con el tiempo.

La mente humana no puede discernir el tiempo, ya que el tiempo es único, todo es uno, no hay separación. La mente humana concibe como separado, para la luz todo es uno; es momento de contemplar, observar y dar. El tiempo eres tú, el momento de contemplarse y observarte, ya es en ti. La aceptación de diversas situaciones, ajustes y movimientos que se han dado en el pasado, hoy toman su lugar en la aceptación y observación. Pasado, presente y futuro son uno mismo, en las líneas del tiempo.

Es decir, el tiempo desde la percepción de la mente, puede percibirse como separado, donde desde los principios de unidad, el tiempo es uno, sin separación. En la reconstrucción de las líneas y ciclos del tiempo, el amor está esperando a que lo veas, la no-separación se integra en el sistema de redes respectivo. Al no existir separación, las cosas del pasado, las líneas y ciclos del tiempo, ocurren en el mismo momento; permítete observar, agradecer, aceptarlo e integrarlo a tu corazón.

En el agradecimiento, tienes la aceptación, recibes la bendición y sintonización de nuestros ancestros en las diversas líneas del tiempo. Las líneas del tiempo, están conectadas e interconectadas en los sistemas de redes, como si fuera una gran computadora conectada a otras. Una o dos situaciones pueden ser replicadas en una misma línea del tiempo. Permítete ver a través del tiempo desde el gran observador en los sistemas de redes.

Integra el sistema ancestral, el honrar y agradecer a nuestros padres terrenales y cósmicos, a nuestro linaje ancestral que, ya es en los sistemas de redes respectivos y correspondientes. Se alinea, equilibra la energía y el principio femenino y masculino de nuestro linaje ancestral en todas las líneas, ciclos del tiempo, realidades. La interrogante o cuestionamiento se ajusta y se integra. Observa que algo más grande se está integrando, se toma lo necesario, honra y da honor a nuestro linaje y sistema ancestral; en todo el sistema infinito de posibilidades, en el punto cero, en el vacío cocreador, como generador de luz.

Neuroakashico®, integra ciclos-líneas del tiempo, trabaja con la interrelación y entrelazamiento de las líneas y ciclos del tiempo: pasado, presente y futuro; en la cual son uno y no hay separación. Los ciclos, se integran cuando entiendes que no había nada que perdonar ni juzgar, que así tenía que ser y que no pudo haber sido de otra manera, así es como correspondía en ese momento, en ese instante de vida.

Recordando el principio de unidad: *todo ha sido perfecto hasta el día de hoy, hasta este momento*. Ahora solo corresponde ver e integrar el pasado a través del amor, no hay nada más que perdonar, porque el perdón ya es; observa, acepta, agradece, integra y continua. El cuerpo solamente es el medio, el vehículo en los sistemas de redes, a lo largo del tiempo-espacio, así que vive y experimenta, aprende, ama y encuéntrate.

Cualquier acontecimiento que hayas vivido o experimentado en alguna línea o ciclo del tiempo, lo que fuese; observa cómo se integra y reintegra al todo, y permite que algo más grande se acomode en el gran sistema de redes, en esas líneas y ciclos del tiempo, al todo. No se trata de juzgar, ni tratar de eliminar, cambiar, borrar un tiempo pasado, una realidad o relatividad, ya que todo ha sido y es perfecto. En el aprendizaje esta la luz, integrada al todo; por ello, el entendimiento y sabiduría que te aporta la luz, ya es en ti.

**Conexión en red**

La conexión en red, sucede cuando estás buscando una respuesta y en el mismo momento llega a través de alguna señal. Además de potenciar tus talentos, dones y capacidades superiores o altas capacidades, como telepatía, teletransportación, telekinesis, levitación, bilocación, manejo de sistemas de redes, clarividencia, poder creativo y de manifestación. Para Attie y Valle, los eventos de comunicación directa entre cerebros, son eventos que algunos llaman telepatía o comunicación no verbal. (Attie y Valle, Pg. 178, 2017).

Jacobo Grinberg mencionaba que en el laboratorio se ha demostrado que cuando dos sujetos se comunican, el que posee mayor índice del grado de neurosintergia del cerebro, atrae hacía su nivel de coherencia al de menor (Grinberg, 1988, pg.45) Esto, quiere decir que el equilibrio del hiper alto potencial cerebral o potencial neuroakashico®, puede influir en la conexión en red con otros cerebros, otros campos n+1 y los sistemas de redes.

Desde la gran conexión en red, entre mayor sea nuestro potencial neuroakashico®, mayor será la atracción al menor potencial; esta es la razón de equilibrar la potencia cerebral, el estado armónico o coherencia del corazón-cerebro para lograr el hiper alto potencial, esto es convertirnos en el gran observador. Por ello, se requiere de un observador practicante neuroakashico®, un líder de la conciencia en cada casa, familia o núcleo familiar, empresarial o educativo.

Jacobo Grinberg realizó un experimento donde el potencial transferido, es una manifestación de un intercambio directo de información específica de cerebro a cerebro (Grinberg, 1991, pg. 86). Se cumple la regla de la conexión en red o potencial transferido, cuando hay un observador en el campo. Hemos realizado estudios, donde hay dos o tres practicantes observadores actuando en el campo, desde el gran observador.

Esta, es la razón por lo que se acordona el campo n+1, desde el cerebro en hiper alto potencial neuroakashico®; se ha observado con tres elementos: el primero el elemento observado, el segundo el que acciona y el tercero el que ejecuta lo que se aloja en el campo n+1. El observador puede percibir sin separación esa gran conexión en red. El cerebro en equilibrio del hiper alto potencial neuroakashico®, muestra el efecto superconductor y holográfico, lo que permite acceder a la información que está contenida en la gran matrix akashico® y desde la conexión en red en cualquier punto del espacio-tiempo de la gran matrix akashico® (GMA).

Attie y Valle, mencionan que el Dr. Goswami habla sobre el potencial transferido es interpretado y es el responsable como un colapso de función de onda unificado transferido de un cerebro a otro. (Attie & Valle, Pg. 165, 2017). Para Jacobo Grinberg el colapso de onda está asociado al libre albedrío del observador. Para nosotros, el potencial transferido le llamamos conexión en red, y esta conexión en red está en relación al equilibrio hiper alto potencial neuroakashico®, éste último es el gran observador, la luz, el libre albedrío, el estado armónico y la coherencia del corazón y cerebro.

Para Attie y Valle, lo propuesto por el Dr. Grinberg se concluye con el colapso de función de onda que implica un sistema cerebro-mente que requiere de un observador vivo (Attie y Valle, Pg. 165, 2017). Por lo que se requiere un observador en el campo, para equilibrar el potencial cerebral neuroakashico® y llegar al equilibrio del hiper alto nivel del potencial neuroakashico®, hiper alta coherencia, alto o hiper alto estado armónico y coherente, y esto es el colapso de onda, el gran observador, la conciencia de unidad.

Leah Bella Attie y Amira Valle mencionaron: *hallamos un sistema cuántico en el cerebro humano; la comprobación científica de la unidad entre cerebros, experimento que podría cambiar el rumbo de humanidad y acercarla a la unidad.* (Attie y Valle, pg. 180, 2017). Para nosotros este sistema cuántico del cerebro está en relación con la teoría del campo n+1 y su relación con el cerebro, los sistemas de redes y la gran matrix akashico® que explican al gran observador. Además, el panel de control llamado *expandia* conecta con la glándula pineal y los hemisferios cerebrales, dado la capacidad de superconductor y holográfico del cerebro en equilibrio del hiper alto potencial neuroakashico®.

¿Cuánto es el impacto de la potencia cerebral en equilibrio en conexión en red?. El impacto de estar en conexión en red, es inimaginable desde el punto de vista del gran observador. Anclar los cerebros, es la gran maquinaria que integra los sistemas de redes, y podemos decir que, anclar es llegar al origen, es regresar al origen, es el mayor entendimiento y ajuste de los sistemas de redes. El anclaje, es la integración de los cerebros de la conexión en red en la gran maquinaria que es el gran sistema de redes.

**Conexión en red**

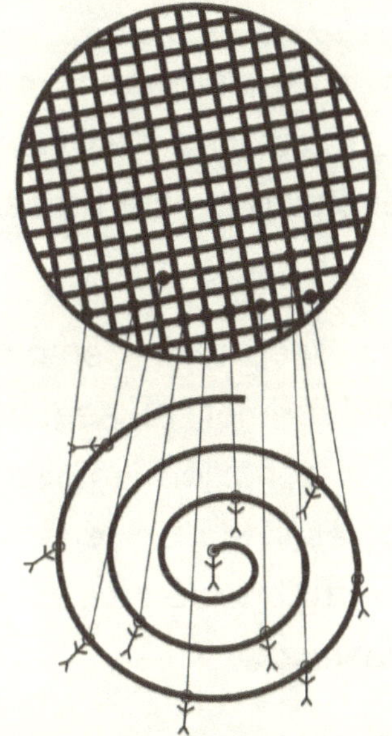


## Casos prácticos

1)  Se registraron evidencias de estudiantes de la escuela que han tomado la formación, reportaron la conexión en red como resultado de equilibrar el hiper alto nivel potencial neuroakashico® que estaban presentando, el cual se logra desde la conexión con la gran matrix akashico® y poder conectar en algún punto de esta gran matrix akashico®, para acceder a la información como resultado de esta conexión en red.

En otras palabras, observamos que estudiantes comenzaron a recibir información en general sobre nuevas herramientas o técnicas y otros, dentro de los diversos campos n + 1 de las clases de Neuroakashico®, esto se debe a que se logró equilibrar el hiper alto potencial neuroakashico®

2) Se observó que estudiantes que realizaban otras actividades, estudios, distintas profesiones o utilizaban otras herramientas, lograban ser efectivos en el proceso y en los resultados.

3) Un estudio con un grupo de alrededor cien personas en un salón, manifestaron del primer al segundo día, el efecto sincronicidad en conexión en red y otros movimientos, esto como resultado de tener un observador en este campo, en equilibrio de su cerebro en hiper alto potencial neuroakashico®.

4) Otro estudio, se realizó con un programa de 21 días, se probaron con tres grupos de personas diferentes y todos los campos se comportaron de modo diferente, pero con la misma direccionalidad y timón. Ambos se lograron con el objetivo único que es la unidad. Se observó la replicidad y sincronicidad de campos n+1 en relación a los participantes, situación, persona o evento se relacionó con otros campos n+1 y se integró al gran sistema de redes. Se logró el proceso de integración al campo n + 1 del programa de 21 días, además de las pruebas para medir la capacidad de amar. Finalmente se observó que dos personas pueden direccionar el campo n+1, entre más seamos en equilibrio del hiper alto potencial neuroakashico® o potencial cerebral, se logra la conexión en red.

5) Se observó en un campo n+1 grupal con 4 asistentes estudiantes con el equilibrio del cerebro en hiper alto potencial neuroakashico® o potencial cerebral, desde el campo n+1 de *expandia* y un observador actuando desde el gran observador; se manifestó y se logró la conexión en red; el campo de *expandia* reveló el numero áureo (phi) en el campo respectivo grupal en esa gran conexión en red y por lo tanto el equilibrio del potencial cerebral o potencial neuroakashico®.

## Caso covid19

Institutos como el Global Coherence Global en su investigación de coherencia global, menciona que han realizado estudios sobre el impacto que tiene el campo magnético de la tierra influyen en la salud humana. Sus resultados han mostrado que las resonancias Schumman alteran las respuestas de ondas cerebrales. Es decir que la frecuencia de la resonancia del campo magnético de la madre tierra puede alterar las ondas cerebrales en los humanos, y tener implicaciones a nivel de salud, física, mental, emocional.

La realidad no es como parece, todo depende del nivel de conciencia o potencial cerebral que se tenga; es decir, lo que le ocurre a la madre tierra nos ocurre a nosotros. Coinciden lo síntomas o la patología con los llamados síntomas del despertar de la conciencia y esto se debe al campo magnético superconductor de la madre tierra. Además de la radiación natural provocada por los rayos cósmicos de nuestra madre tierra.

Otro factor es la influencia de la radiación artificial de la alta tecnología, con altos niveles de radiación puede impactar en la salud humana, aunque está se encuentra en estudios actualmente. El cerebro puede lograr acceder a otras redes; hay influencia de la conexión en red de los cerebros, para realizar los movimientos y ajustes de la madre tierra. Además, de coincidir con otros factores externos de los sistemas de redes como es la influencia de otros planetas, el sol, la luna, etc.

Desde la gran conexión en red en la que estamos, cerebros logran conectar a campos n+1, con ciertas especificidades y particularidades, como miedo, temor, portabilidad, etc. En el momento que dejas de ser el observador, conectas y enganchas a este campo cualquier patología o sintomatología manifestada. Es decir, se realizó la conexión al campo por medio del pensamiento, y como no se es consciente de ello, se engancha y conecta a ese campo dependiendo del nivel de potencia cerebral o potencial neuroakashico® en equilibrio, que tenga el usuario.

El usuario conecta con la información que hay en el campo n+1, el pensamiento fue alojado en ese campo y con la conexión en red en que estamos. Se logró contactar al campo, con la información y particularidades que este tiene, y al no lograr transformarse o convertirse en el gran observador se conecta con ese campo, la cual no es consciente de su pensamiento. Al conectar con la información que está en esos campos, se engancha con la vibración y frecuencia. Por lo que, lo que se sugiere es equilibrar la potencia cerebral o potencial neuroakashico® para lograr ser el observador sin enganchar a ese campo y aunque existan ese u otros campos o circunstancias, no podrá suceder nada más que ser observador y observar lo que corresponda.

Solo siendo el observador, podrá sin juicio y expectativa mantenerse en estado armónico en el entorno, integrando y unificando los principios de unidad, amor, tranquilidad, paz, sanidad, fraternidad, maternidad, humanidad, solidaridad, ecuanimidad, entre otros. Es por ello, que cada persona puede ver la situación o realidad de modo diferente y actúan en consecuencia a ello.

Dentro de los niveles de la conciencia, en otras palabras, es el equilibrio del potencial neuroakashico®, el nivel bajo o medianamente alto que se puede observar desde la crítica, el juicio, la expectativa, temor o miedo; esto puede influir a nivel neuronal de esta experiencia de vida y tener consecuencias en los campos n+1 respectivamente.

Según Hamer, el conflicto al temor y miedo a la muerte provoca un cortocircuito a nivel cerebral y este se manifiesta en los órganos como en los pulmones, en esa relación psique, cerebro y órgano que planteo. Por lo que, Neuroakashico® es el combustible y el alimento para las células, equilibra la potencia y rendimiento cerebral, logrando y transformando al gran observador y permitir que algo más grande se ajuste, acomode y equilibre los sistemas de redes neuronales, desde la membrana celular, los campos n+1, los campos electromagnéticos del ser humano y en la unidad con la madre tierra.

Actualmente, muchos psicólogos y psiquiatras afirman que las consecuencias son aún más delicadas por el aislamiento, ya que pueden provocar daños neuronales, muerte neuronal, trastornos mentales y psiquiátricos y otras enfermedades. ¿Qué es lo que se requiere ante diversas situaciones que se viven como eventos de la naturaleza, pandemias, epidemias, entre otros?

Creemos que, con retirar, cambiar de nombre, eliminar, matar, bloquear o detener, sería la solución ante la replicidad y sincronicidad de los campos n+1. La sugerencia, es invitar a anclar al campo n+1, usando el lenguaje transformador, de manera verbal y mental, los principios de unidad, observar y trabajar los actos del observador, para transformarnos en el gran observador, esa es nuestra gran tarea.

Dar (recibir) y compartir los combustibles Neuroakashico® y el lenguaje transformador, ya que trabajan con relación al genoma y la telomerasa, anclar al campo desde el pensamiento y palabra, es estar integrando desde el nivel de partículas y moléculas ADN a su campo n+1 y a los grandes sistemas de redes. Se sugiere dar y compartir Neuroakashico®, ya que es el combustible y alimento para nuestras células neuronas, evitando la muerte neuronal y otorgando el beneficio de las ondas gammas, que nos aportara un estado armónico, de paz, de tranquilidad y de felicidad.

Usuarios que presentaban síntomas o patología se tradujeron con niveles de desarraigo y anclaje altos e hiper altos, recibieron sesiones de Neuroakashico® el combustible celular de Activador Akashico® Luz Ilimitada® que equilibró la potencia cerebral, hacia el estado armónico y coherente, logrando bajar a normales los niveles de desarraigo y anclaje mayor para lograr mantener el equilibrio y bienestar de la salud física, mental y emocional.

También se realizó un estudio en un grupo de personas a la cual se accedió a un sistema de redes alterno con nuevos campos n+1. El campo mostró y reveló como se integraron nuevos campos n+1 con relación a los campos de los países y el planeta tierra:

- Campo n+1, campo madre tierra

- Campo n+1, campo luz y amor

- Campo n+1, campo Gaia

Trabajando desde el 4º. acto del observador y transformándonos hacía el gran observador, se observó cómo al campo n+1 del país se integró a algo más grande, a nuestro planeta madre tierra Gaia en el gran sistema de redes como se muestra en la figura 22. En la unidad con uno mismo y la relación con nuestro entorno, con campos n+1 de nuestra madre tierra, en unión con el campo n+1 luz y amor, con el campo n+1 Gaia. Somos uno con nuestro planeta y madre tierra.

En sincronicidad y replicidad con los demás campos n+1 y con los demás países, México, Estados Unidos, Guatemala, España, Italia, Francia y todos los demás. En donde la unidad prevalece sostiene y contiene. El amor y la unidad son uno, la unidad con nuestra madre tierra Gaia, ya es.

## Integración de los Campos N+1

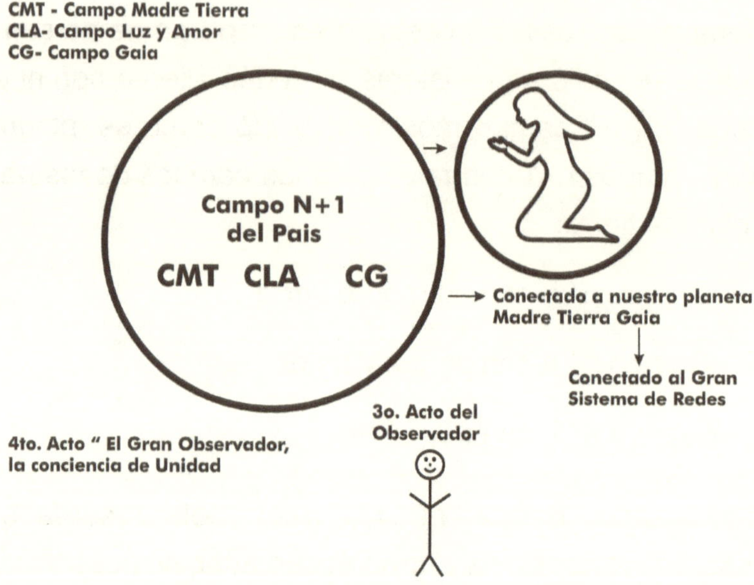


## Conexión y renovación de la madre tierra, Gaia

El campo n+1 de nuestra madre tierra, requiere potencias cerebrales o potencial neuroakashico® hiper alto nivel en equilibrio. En lo que refiere a la creación y renovación de un nuevo mundo y a la renovación de la madre tierra es la renovación interna, la expansión del ser y la interacción con el entorno. Se han revelado como los síntomas del despertar, o dar el paso hacía el salto evolutivo lo han indicado las resonancias Schumman y otros factores. La relación estrecha entre la conexión neuronal y la madre tierra Gaia, en su máxima potencia en relación proporcional.

Como mencionaba Hamer, hay una relación con el foco de Hamer y el circuito neuronal con la madre tierra, equilibrando la triada de emoción, cerebro y órgano. La renovación de un nuevo mundo, es donde se rompen viejas estructuras a nivel del entorno y como seres humanos, en donde pasamos a la integración del cerebro Tri-Uno a un cerebro en la integración de la conciencia de unidad, donde el amor es lo único que mueve al mundo; en donde sea crea y nace un nuevo sistema de redes expansivo, integrador, renovador y transformador para la humanidad.

Jacobo Grinberg, propuso que las unidades del cerebro de "Gaia", que es uno de los cerebros humanos que habitamos en el planeta tierra. Estas "hiper- neuronas" o neuronas madre para nosotros, los campos n+1 (de ser cierta la hipótesis anterior), deben estar interconectadas entre sí y además deben ser capaces de contener toda la información de la unidad a la que pertenecen. (Grinberg, 2008, pg.17) Lo que quiere decir es que, cada uno de los que habitamos en este planeta tierra, formamos la unidad, y todos formamos parte de ella.

A través de la conexión con la madre tierra, nos ayuda a lograr ese equilibrio en el potencial neuroakashico®. Además de su alto potencial y ser super conductor de alta frecuencia y resonancia. La renovación, la regeneración y la gran renovación de nuestro planeta madre tierra surge a través de lograr esta conciencia de unidad. Eres el corazón de la madre tierra, eres el corazón que late, (las frecuencias schumman) en relación a las frecuencias vibratorias y la relación con los campos n+1 y la relación con nuestro entorno y nosotros mismos. Gracias a ello, la madre tierra nace, se regenera y nosotros también.

Nuestra misión es lograr y llegar mantener la potencia cerebral y llegar al híper alto potencial neuroakashico®, y ajustar los sistemas de redes neuronales en un proceso expansivo, coherente, progresivo y continuo para lograr la conciencia de unidad. Consagración y coronación desde el vientre materno y de nuestra madre tierra Gaia, es la nueva vida, como una llama de amor encendida. Somos los pilares de energía para la madre tierra, el amor en sinergia con el todo; nuestra madre tierra somos nosotros mismos.

Además, nos conecta desde el vientre materno, con la finalidad de coronar la llama del amor encendido, conectando con todas las mujeres de tu linaje ancestral y conectándonos desde el origen de la GMA y desde el origen de tu existencia. Existe una conexión del vientre materno con la GMA, la finalidad es conectar nuestro origen más puro y conectar con toda la línea del tiempo y evolución del cerebro, hasta la actualidad. Desde el origen de la creación y desde la matriz divina femenina, se equilibran principios masculino y femenino.

Apertura, inicia, renace e integra la energía femenina desde el vientre materno. Observa que nuevos inicios renacen y surgen desde tu corazón. Se trabajan los combustibles Neuroakashico® y desde el gran observador se observa como el pensamiento holográficamente impacta al campo n+1, donde se conecta tu campo n+1 con los correspondientes (entorno), al sistema de redes alterno y se logra el proceso integrador.

## La evolución de Gaia

Las resonancias Schumman, miden las ondas electromagnéticas de nuestra madre tierra y el latido del corazón de Gaia; esta intrínsicamente relacionado con el funcionamiento de los hemisferios cerebrales, así como con las neuronas y las ondas cerebrales gamma. Nuestra madre tierra, es una gran maquina con grandes circuitos eléctricos, con sus neuronas madre, conectada a los hemisferios cerebrales, al corazón, intestinos, coxis y a la gran matrix Akashico®. Todo esto es el gran sistema de redes.

Por ello, al llegar a nuestro corazón y activarlo, es llegar al centro, al cristal central de nuestra madre tierra, en esa coherencia o unicidad con los hemisferios cerebrales. Por lo que, al activar los soles dorados dotados de nuestro corazón, activamos el sol interno de nuestro corazón y el corazón cristal central de nuestra madre tierra. Sin embargo, existe una preparación, una antelación para nuestra humanidad, el mismo campo nos prepara para algo más grande.

Nos prepara para entrar a una nueva era o etapa de evolución, esto es crear una nueva era, o regresar al origen de nuestra esencia, es crear un nuevo sistema de redes y una nueva conciencia de unidad.

## Cristales

Los cristales tienen muchas formas y definiciones, son códigos, frecuencia sonora, que representan patrones energéticos que emiten ondas cerebrales, que provoca ondas electromagnéticas en los campos n+1 y de ahí conecta con el corazón. Son la creación de la vida. El corazón de nuestra madre tierra es el cristal central de nuestra madre tierra conectado a nuestros hemisferios cerebrales. Los cristales de nuestra madre tierra son cuarzos y diamantes.

Los combustibles celulares Neuroakashico® son cristales, códigos que tienen una frecuencia en hertzios y su medida coincide con las ondas cerebrales y su equilibrio con las ondas gamma y delta; esto genera equilibrio y bienestar; equilibrando los hemisferios cerebrales en relación con el corazón; es el equilibrio de la coherencia cerebral y del corazón, equilibrio de la potencia cerebral o potencial neuroakashico®, el estado armónico.

Por lo que logra equilibrar al hiper alto potencial neuroakashico®, mantiene los niveles de desarraigo y anclaje mayor en equilibrio, y equilibra los niveles de oxígeno en la sangre, las células y su relación al nivel de plasma, por lo que se crea una nueva conciencia, una nueva forma de materia como lo menciona Angeline Saadoun en su artículo que Frank Wilczek premio nobel en su teoría de cristales del tiempo, postuló que los cristales como una agrupación de átomos en la cual se repite su estructura en el espacio y quizás hacer lo mismo en el tiempo.

Los cristales tienen un efecto neuronal de integración en los sistemas de redes neuronales. A través de Neuroakashico® se logra equilibrar la hiper alta potencia cerebral o potencial neuroakashico® y se logra también equilibrar el proceso de la desmitificación de la luz desde la glándula pineal que segrega y sintetiza los niveles de cristales DMT (dimetiltriptamina) de manera natural, esta sustancia química o catalizador también llamada la partícula divina que conecta hacia algo más grande, a la gran matrix akashico®; además el DMT tiene una relación intrínseca con los cristales del tiempo, con las líneas y ciclos del tiempo, con los sistemas de redes neuronales y tiene relación con la visión remota en los grandes sistemas de redes.

Los cristales crean patrones de energía y forman una red que es la gran matrix akashico® además de formar una red atómica que tiene un efecto en el plasma celular a través de Neuroakashico® que son los cristales que logran la capacidad superconductora o magnetismo, llamado también energía cristal, que es la capacidad del cerebro de equilibrar la hiper alta potencia cerebral o hiper alto potencial neuroakashico®, es decir lograr equilibrar la capacidad de superconductor y de ahí su relación con el cerebro.

Los cristales tienen que ver alfabéticamente y numéricamente en relación con los niveles del desarraigo y anclaje mayor; a través de los cristales se cumple el principio de rodamiento de las maquinas, que están relacionadas con letras y figuras numéricas del punto de desarraigo y anclaje mayor. Este, sería el resultado de la relación con los cristales.

Además de medir la tasa de interferencia en los campos n+1, los cristales son un patrón de interferencia en el cerebro, a través de una tasa (medida) en la relación del anclaje y desarraigo del usuario. Esto coincide con los cristales que miden y confirman la existencia de la teoría de patrones de interferencia de estos campos n+1.

Los cristales logran llegar al hiper alto potencial neuroakashico® y equilibra los patrones de interferencia en el cerebro y en los campos n+1. Esto, se traduce en equilibrio de anclaje y desarraigo. Por lo que, si este nivel de anclaje y desarraigo se le llama también punto de encaje y éste, es la conexión con la conciencia. Los cristales, confirman la existencia de la conciencia a través de la tasa con relación al anclaje y desarraigo, que son el vehículo de la conciencia y de la transformación.

Por lo que Neuroakashico®, es el medio, vehículo, medida para integrar la capacidad superconductora de la gran matrix akashico® y por tal la del cerebro. Se puede medir la coherencia y probar la potencia cerebral o potencial neuroakashico®, esto quiere decir que se puede lograr medir los grados o niveles de conciencia, la existencia de la conciencia, la nueva realidad.

## Conciencia de unidad

Conciencia, es el termino relacionado con el todo y con el universo. Hablar de la conciencia, es hablar de la gran matrix akashico®, hablar del gran observador y de la conexión en red. La interrelación de los campos n+1 donde se forman con el uno; en unicidad y totalidad. La conciencia es la inteligencia suprema e incuantificable, el gran replicador de los sistemas de redes neuronales. Para nosotros, la consciencia y conciencia es el uno sin separación. Hay niveles o grados de conciencia: bajo, mediano, alta o hiper alta, super, supra conciencia o conciencia de unidad que se traduce y está en relación a los niveles o grados de estado armónico, coherencia, potencia cerebral o potencial neuroakashico®, niveles de desarraigo y anclaje y punto de encaje.

Haciendo alusión a Jacobo Grinberg, menciona que la conciencia de unidad es la de mayor poder sintérgico. (Grinberg, 2008 pg.57) esto es para nosotros lograr equilibrar el hiper alto estado armónico, la hiper alta coherencia, la hiper alta potencia cerebral o hiper alto potencial neuroakashico®, la super o supra conciencia. Grinberg menciona que para lograr mayor expansión de la conciencia e integrar a la conciencia humana, esta se logrará a través de integrar un mayor número de bandas sintérgicas (para nosotros son los sistemas de redes que son el conjunto de todos los campos n+1), esto es un acercamiento a la conciencia de unidad. (Grinberg, 1991, pg.39).

La conciencia de unidad comienza con la persona desde el momento en que logra equilibrar su potencia cerebral hacia el hiper alto estado armónico, hiper alta coherencia, hiper alta potencia cerebral o potencial neuroakashico®, además logra integrar los principios de unidad (la base de la creación) y que conecta, crea la integración con otros cerebros, con otros campos n+1 desde la gran conexión en red en los grandes sistemas de redes y así generar la masa crítica para lograr como humanidad la super, supra conciencia, la conciencia de unidad.

A mayor potencial cerebral o potencial neuroakashico®, mayor potencial o fuerza del campo n+1, para integrar los grandes sistemas de redes. La relación que tiene la gran matrix akashico® (GMA) con la conciencia, es muy estrecha, la GMA radica y tiene su lugar de origen, timón y direccionalidad en el corazón, y la conciencia es la luz. Por lo que, la gran matrix akashico®, es la conciencia.

Nuestra finalidad, es lograr la unidad de todos los sistemas, grupos, colectivos, comunidades, ciudades y así lograr en su conjunto y totalidad el equilibrio, para llegar a la transformación.

A través de las redes se realizan los movimientos que se requiera y nosotros solamente actuamos como el gran observador.

A medida que vaya evolucionado el proceso cerebral neuronal, podrá observarse otros niveles de conciencia, más allá que del híper alto potencial neuroakashico® que se está preparando para dar el paso al siguiente eslabón de evolución. La llave creadora, es abrir el corazón siendo el gran observador, la llave mágica es integrar la no-separación y en su totalidad llegar a la expansión de la conciencia esto es, la conciencia de unidad, la conexión en red, ser uno con el sistema de redes, con la gran matrix akashico® y con la luz. Observa que tus actos sean de amor y creen unidad, que ya es en ti. A pesar de todo lo que se vive, observa el entorno mismo, observa que la unidad prevalece y ya es. Derivado de ello, está la unidad, la armonía y el amor. Experimentar la unidad es experimentar la luz y el amor en tu corazón.

Como resultado, obtenemos el proceso de evolución cerebral-neuronal, el proceso de evolución hacia el hiper alta, super o supra conciencia y el principio integrador que ya es. La integración de la conciencia de unidad ya es; ahora, somos más los elegidos al llamado de la unidad.

**Líder de la conciencia**

Un verdadero líder de la conciencia, es aquel que lograr mantener el equilibrio en el potencial neuroakashico® (nivel de conciencia) para continuar hacia el siguiente nivel de potencia cerebral para llegar al hiper alto potencial neuroakashico®, es el 4º. acto el gran observador, aquel que se compromete a vivir en los principios de unidad, compartirlos y expandirlos; es como el director de orquestas, crean nuevos campos n+1, con la finalidad de integrar el nuevo sistema de redes a la conciencia de unidad.

Para Jacobo Grinberg, el líder de la conciencia tiene el arte de transmitir la verdad y es un maestro del conocimiento; para nosotros uno de los principios de unidad. Un verdadero líder es aquel que es negociador y líder efectivo. En la cual plantea la resolución de conflictos y de manera efectiva integra las emociones, obteniendo los mejores resultados aún en situaciones complejas.

El verdadero líder de la conciencia, es aquel que día a día trabaja los principios de unidad, equilibrando su potencial neuroakashico® (nivel de conciencia) que experimenta la no-separación, además acepta que estamos en un proceso continuo, amoroso, integrador, renovador y transformador que nos lleva a la unidad.

El verdadero líder, es capaz de predecir y de impactar en los campos n+1, e influenciar en los sistemas de redes, desde el proceso integrador y transformador, bajo el timón y direccionalidad del corazón. La experiencia y la interrelación de los campos n+1 y los sistemas de redes y la gran matrix Akashico® es el gran observador.

El líder de la conciencia, se convierte en aquel que logra equilibrar el hiper alto potencial neuroakashico® (nivel de conciencia) y convertirse en el gran observador. Es observar cómo se integra la continua búsqueda y dejar de resistirse a lo ilimitado, es transformar e integrar todo aquello que puede ser percibido como "limitante", desde la percepción de la mente humana ya es y está sucediendo ahora. Observa cómo se integra el entendimiento, agradecimiento, entiende la causa, el origen e intégralo al todo.

Genera esa alquimia designándola como la llama de poder, sabiduría y amor. Nos damos cuenta que no solamente somos cuerpo físico, sino que somos algo más, algo superior que se descubre, se redescubre y se observa a sí. Pregúntate cómo cambiaría tu vida si aprendieras a integrar los actos del observador y observar infinitas probabilidades en el campo ¿te convertirías en el gran observador de tu propia vida?

El papel es mantenerse y actuar desde el gran observador, sin juicio, ni expectativa acerca de los resultados, sin justificar sus acciones o su vida personal, sin comparación alguna. Sin necesidad, miedo, temor, discordancia o energía negativa bajo el principio de unidad, ya que todo lo integra, no hay bueno ni malo, positivo o negativo, es la perfecta dualidad.

Nuestra misión es transmitir el amor. Transmitir las enseñanzas y principios de unidad, comenzar a vivirlos en nosotros y compartirlos con nuestro entorno, con nuestras familias, con nuestros hijos, amigos, oficina, trabajo, animales, plantas, entorno, universo y en general, todo ser humano y sintiente en general. Transmitir y unirnos como la gran comunidad, unir los pueblos, las ciudades, unirnos como seres humanos asertivos y receptivos.

Recuerda que no hay separación en el idioma, raza, religión, técnicas, herramientas, conocimiento, edad, sexo, etc. Ver el amor manifestado, ser observador y compartir, transmitir y expandir los principios de unidad, es la forma en que estaremos expandiendo la semilla del amor; podemos comenzar ahora, no existe el tiempo perdido, solo amor para transmitir y hoy es el momento. Aprovecha cada instante de tu vida, para transmitir el amor en sus diferentes formas.

Transmitimos desde nosotros mismos la coherencia, armonía, certeza, confianza, amor, el equilibrio y conciencia de unidad. Los líderes de la conciencia, han tenido pruebas a lo largo de la historia. Se han preparado para el gran encuentro imparable e inexplicable del amor, tus ojos te llevaran más allá. Tú eres lo que más he buscado desde todos los tiempos: el amor. El amor eres tú mismo en esta existencia humana.

**El gran Observador**

> *¿Qué es estar al servicio del campo?*
> *Es ser el gran observador*
>
> *Ana Silvia Lara*

El gran observador, es la parte expandida del observador. El cuarto acto es el gran observador, es el equilibrio de la hiper alta coherencia del corazón y cerebro, el hiper alto estado armónico, el hiper alto potencial neuroakashico®, la super o supra conciencia, la conciencia de unidad. Es reconocerte a ti que eres el gran observador, desde la expansión del corazón eres el gran observador. Por lo que, el gran observador es el timón y direccionalidad, es el corazón, es el amor, es la realidad, es la conciencia de unidad, la integración de la *no* separación y la integración de la expansión unificada. El gran observador es la clave para que se materialice en el campo n+1.

Cuando alguien observa en el campo, algo que pueda resonar con uno mismo, la finalidad como observador se mantiene, incluso desde el gran observador y desde esta última perspectiva sin juicio, sin expectativa. Se trata de permitirte situarte por arriba, en la montaña, esto quiere decir, observa el escenario sin esfuerzo y sin intervención. Observa y permite que algo más grande, actúe y se manifieste.

Desde la perspectiva del observador tiene varias aristas, mantiene el mismo aspecto en cualquier dirección en que miremos y en todos sus ejes está el amor y fe como pilares. Aprender a ser el gran observador sin intervenir, es una de las grandes tareas humanas, mantenerte como el gran observador es permanecer a la observa, sin alterar o controlar, es observar desde el amor y luz, sin juicio, sin expectativa a los resultados, sin control y sin esfuerzo.

El ser el observador te brinda un estado de paz, después de toda la tormenta ahora viene la calma. La lección más grande es integrar los actos del observador, porque todos tenemos la capacidad de integrar al gran observador y *ver* cómo algo más grande integra. El gran observador es la conciencia del ser, mantén la armonía a expansión en tu corazón y recuerda que donde está la armonía esta la luz.

Deja a algo más grande que mueva los sistemas de redes, como lo es la luz y donde se logran los actos del observador hacia el gran observador; además se requiere de un observador actuando desde el gran observador y desde la teoría del campo n+1 para que se realice el movimiento de sistemas de redes en los campos n+1.

Es interesante poder observar cómo se acceden a los campos n+1, con el cerebro en equilibrio hiper alto potencial neuroakashico®, además los campos n+1, donde ya han estado cerebros en conexión en red con el híper alto potencial cerebral o potencial neuroakashico® resultan de un efecto de anclaje de conexión en red a esos campos, conectado a la gran matrix akashico®. Por lo que podrás convertirte y transformarte en el gran observador, en el equilibrio pleno, en el líder de la conciencia de unidad.

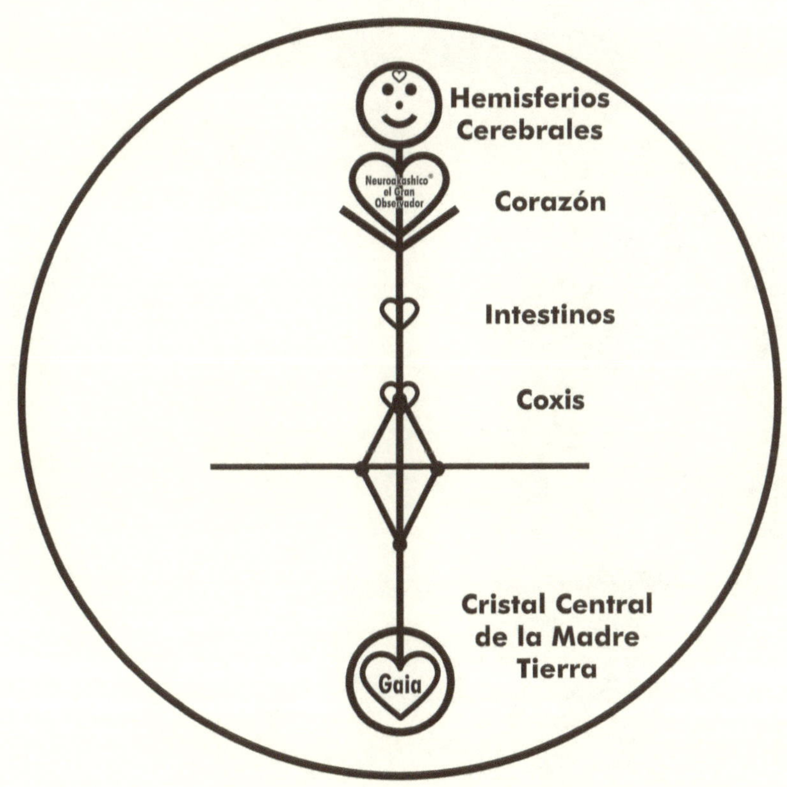

# CAPÍTULO 4

# Neuroakashico® combustible celular, la certificación

## ¿Qué es Neuroakashico®?

> "Neuroakashico®, es el combustible
> y el alimento para las células".
>
> Ana Silvia Lara.

La finalidad de tomar la formación y/o sesión, es lograr ser y transformarnos en el gran observador en nuestra vida diaria y en los diversos campos n+1. La finalidad también, es expandir y que seamos más los observadores en los diversos campos n+1, para que el sistema de redes ajuste y acomode esos sistemas correspondientes.

La finalidad es equilibrar tu nivel neuroakashico®, entre más se equilibre y llegue al hiper alto nivel en el potencial neuroakashico® (nivel de conciencia), mayor es la posibilidad de ser el gran observador, y de observar el proceso, la ejecución del sistema de redes respectivo en este campo n+1. Esto, será posible integrarlo en el estudio y certificación internacional de neuroakashico®.

Todas las personas estamos en algún nivel de esta estructura organizacional neuronal; nosotros ubicamos y otorgamos el combustible que corresponde a cada organización neuronal del campo n+1 del usuario, que te indica cuál es el combustible que requiere, ya sea desde Activador Akashico® hasta Neuroakashico® gran sistema de redes o Activador Akashico® Cristales, o lo que corresponda, aunque no haya tenido ningún tipo de sesión, ninguna herramienta, ningún conocimiento con antelación, y esto es porque su cuerpo de luz así lo requiere, por ende, nosotros como facilitadores y como practicantes, vamos a observar.

Se sugiere a los usuarios, poder acceder a estas herramientas y a medida que vayan integrando la formación, se irá equilibrando el potencial neuroakashico®, además de poder observar una mejora de salud en plenitud, en paz y en equilibrio, potenciando el poder creativo y diversas capacidades superiores, científicas, artísticas, deportivas, que se van integrando y desarrollando en la vida diaria.

Se sugiere mantener en equilibrio el potencial neuroakashico®, ya que te va a permitir observar cómo se mueven los sistemas de redes en la vida diaria, en la familia, en las relaciones humanas, en el trabajo y en el entorno. Tomando en cuenta que, en las sesiones, el rol que tú juegas es el gran observador, desde el gran observador, observa todo el sistema de redes en la vida diaria y en las diversas circunstancias, eventos, temas, entorno, personas.

A medida que vas equilibrando tu potencial neuroakashico®, existen mayores posibilidades de que se logre el gran observador y observes lo impresionante o inexplicable que puede suceder cuando equilibramos nuestro potencial neuroakashico®, le damos más posibilidad al campo n+1 y al sistema de redes, para que logre ejecutar lo que corresponde; es ahí donde ocurre lo mágico, lo extraordinario y lo maravilloso.

Entonces, nuestro trabajo como seres humanos es equilibrar nuestro nivel potencial neuroakashico® (niveles de conciencia). Esta formación te invita a darte a ti y a otros el proceso de integración, es ahí donde se puede observar todo lo extraordinario y todo esto inimaginable que existe en la mente humana.

Otra finalidad de Neuroakashico®, es que los maestros sean los mejores maestros, los estudiantes los mejores estudiantes, los profesionales de la educación o de la salud, los empresarios, los profesionistas; al acceder y contar con Neuroakashico®, puedan ser lo más efectivos y productivos en cada una de las áreas de su vida. Por lo tanto, es llegar a todos los sectores y a toda la población en general, para que pueda tener un impacto en su vida personal, familiar, profesional, laboral y en general.

Compartir con niños, adultos, mujeres embarazadas, profesionales de la salud, de la educación, grupales individuales, áreas científicas, culturales, tecnológicas, etc. que nos mantienen en equilibrio, bienestar y productividad para mejorar nuestra calidad de vida. La formación, está diseñada para integrar la organización neuronal cerebral, conforme se va avanzando, nos sentimos listos para continuar en el proceso de integración hacía la gran conciencia de unidad.

Finalmente, iremos observando esta transformación en nosotros mismos y que también invita a la transformación a compartir todo esto con el entorno, con otros campos n+1, recuerda que la finalidad es compartir y expandir. ¿Qué es lo que trabaja desde la formación básica desde activador akashico® luz ilimitada®, hasta neuroakashico® gran sistema de redes y las demás clases avanzadas?

La respuesta es el combustible celular.

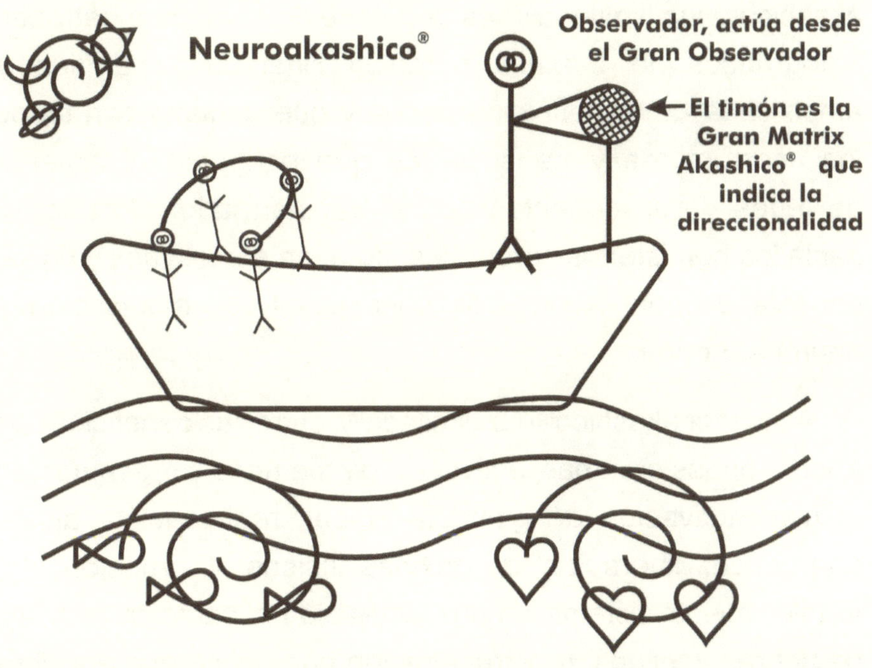


## Activador akashico® luz ilimitada®

El activador procede de la activación, la activación proviene del activador; el activador es el observador, y éste se relaciona con el panel de control dentro de los sistemas de redes neuronales. El transformador es la luz, el retorno a la esencia y el proceso integrador del observador y observado. Activador akashico® luz ilimitada®, realiza los ajustes desde nivel micro a macro celular, trabaja los procesos de estructura organizacional neuronal, lo que es la plasticidad cerebral, la neuroplasticidad y el genoma.

Entonces, una sesión de activador akashico® luz ilimitada® va trabajando lo que corresponde al sistema de redes de cada usuario, lo que indica el campo n+1. Está serie de activador akashico® luz llimitada®, es una serie de códigos o patrones holográficos, la máxima potencia ilimitada expandida y amplificada de la definición de luz y que conecta con todos los interruptores y transmisores que están en el sistema de redes y que conectan con el transformador akashico®, hacia los hemisferios cerebrales: corazón e intestinos y coxis, conectando con millones de conexiones y comunicaciones neuronal-neural.

Activador akashico® luz ilimitada®, entre sus beneficios nos aporta: ondas gammas, activación de memoria y regeneración celular, activación de glándula pineal, realineación, ajuste energético, liberación de toxinas físicas y emocionales, fortalecimiento sistema inmune, activación, reparación de ADN, de hebras y tejidos, reestructuración energética que equilibra los neurotransmisores, beneficio de micro a molecular desde la membrana celular, equilibrando la comunicación celular neuronal.

Además, reduce los efectos de la radiación natural (radiación cósmica) y artificial. Es rejuvenecedor celular y evita el envejecimiento. Además, equilibra y balancea la microbiota intestinal. Reduce los efectos de la radiación natural, cósmica y artificial. Esta última refiere a las radioterapias, quimioterapias.

Tiene la finalidad de direccionar desde las ondas sonoras del usuario a los grandes sistemas de redes centrales, desde las redes neuronales o gran célula glial, hasta gran matrix akashico® y sistema de redes central. El activador toma en cuenta y trabaja en todos los sistemas de redes donde el usuario está implicado y los consecuentes sistemas de redes en todas las líneas del tiempo.

Realiza los ajustes estructurales neuronales, preparándonos para la conexión al sistema de redes neuronales a la gran matrix akashico® y desde el sistema de redes del usuario, tomando medidas y realizando los ajustes para conectar las redes neuronales con el *todo* y lograr equilibrar el cerebro en alto o hiper potencial neuroakashico®.

Su finalidad es conectar y lograr la coherencia del corazón-cerebro, Gaia y GMA, a nivel celular, ADN, neuronal, neural, conexión corazón-mente-alma-espíritu, adopción de la luz, sistema de redes, energía y equilibrio masculino y femenino, se realiza en modalidad presencial, y en línea, individual y grupal.

No hay intervención del observador cuando se manifiestan los principios de unidad durante la sesión. se realiza sin expectativas, ya que la misma luz se expande por sí misma; efectúa la sesión a través de la serie, siendo y actuando como el observador, desde el gran observador en los campos n+1 respectivos y correspondientes.

Concluyendo, activador akashico® luz ilimitada®, trabaja desde el nacimiento, ayudando a realizar el encuentro contigo mismo, desde que estabas en el vientre de tu madre y hasta dieciocho meses antes de la unión de las células: óvulos y espermatozoides, para integrar y adoptar el proceso de la luz ilimitada® en el corazón. El amor y luz fotónica fluyen a través de tus células y de la gracia divina, entendiendo a través del amor para qué fuimos creados.

En activador akashico® luz ilimitada®, son de los beneficios que purifican y limpian las células de la sangre. Se ha percibido cómo se realizan los ajustes desde el nivel de la sangre y cómo la sangre transporta información de otras realidades tiempo-espacio.

## Activador akashico® II

Activador Akashico® II, continúa trabajando, preparando, integrando y equilibrando la plasticidad cerebral neuronal que se va trabajando en los procesos de neurogénesis (el nacimiento y proliferación de nuevas neuronas en el cerebro) y de regeneración neuronal. A continuación, algunos:

- Ajustes estructurales a niveles: físico, mental, emocional, etc. A nivel de órganos, piel y en todos los sistemas del cuerpo.

- Ajustes a nivel micro y macro celular, movimiento de luz fotónica a nivel celular, preparando para la conexión akashico®.

- Restructuración de tejido celular,

- Neuroplasticidad

- Reseteo mental.

## Conexión Akashico®

Su finalidad es trabajar la neuroplasticidad y neurogénesis, para lograr potenciar la actividad neuronal y sinapsis neuronal, a través del proceso de conexión akashico®. Es un proceso, que se encuentra en continuo trabajo para poder integrarnos y prepararnos al proceso de equilibrar tu potencial neuroakashico®, que se conecta y equilibra al sistema de redes neuronales y a la gran matrix Akashico®, es el proceso de conexión Akashico® y de la evolución del cerebro o la evolución neuronal continua.

Es la sincronicidad prolongada de amor y luz, entre sus beneficios están: activación ADN cósmico, conectando con el todo, recodificación y reconfiguración del ADN, en todas sus facetas, conexión con el corazón-cerebro-Gaia-GMA, reseteo mental, conexión a la madre tierra, campos n+1 y sistemas de redes neuroakashico®, trabaja en la regeneración neuronal (neurogénesis), anclaje al cristal central de la madre tierra y conexión de las redes neuronales con el gran universo neuroakashico®, ajustes estructurales a nivel de órganos, piel y en todos los sistemas del cuerpo, en todos los niveles micro y macro, restauración e integración del *yo*, como si varias partes estuvieran fragmentadas, se unieran y conectarán en todas las líneas del tiempo.

**Conexión Neuroakashico®**

Con la finalidad de desarrollar las capacidades superiores en las personas, y lograr el estado de equilibrio, plenitud, bienestar, óptimo de salud, coherencia, inteligencias múltiples, alto potencial neuroakashico®, entre otros; las capacidades psíquicas, artísticas, deportivas, científicas y demás se van desarrollando y potenciando.

- Conexión neuronal activa.

- Modulación y activación de la célula glia.

- Desdoblamiento, integración del *yo*.

- Condensación de la luz fotónica y campos de luz activados.

- Unicidad con el todo.

- Integración.

## Expandia Neuroakashico®

Es el controlador, vehículo transportador, panel de control o de información que transmite señales en formas de patrones holográficos: imágenes, figuras geométricas, códigos, idiomas, etc; tiene por finalidad mover e integrar los sistemas de redes: neuronales, familiares, ancestrales, planetarios, universales, cósmicos, universos, multi universos, y al todo. Integran los ciclos y líneas del tiempo, entre otros, preparándose para integrarse al gran sistema de redes.

Jacobo Grinberg, mencionaba que existe en el cerebro una zona que contiene toda la información del procesador, en este caso, el campo neuronal (para nosotros, el campo n+1) está relacionado con el vehículo de las transformaciones o procesador central, que es para nosotros el panel de control *expandia*; el sistema, consta de un procesador periférico que se encarga de transformar las señales, la información que recoge es transformada en patrones geométricos; por ello, para Grinberg es notable la semejanza entre el sistema que han construido y la forma en que funciona la porción del cerebro humano. (Grinberg, 1976, pg.60). Con esto observa como la gran matrix akashico® está en replicidad al cerebro.

Haciendo referencia a la replicidad de la gran matrix

Akashico® (GMA) y el cerebro, *expandia*, trata de equilibrar la plasticidad de la GMA con el cerebro humano, dado que se encuentra conectada a la glándula pineal, hemisferios cerebrales, corazón, intestinos, coxis hacia el cristal central de la madre tierra y de nuevo hacia los hemisferios cerebrales. *Expandia* conecta y comunica desde el cerebro y hemisferios cerebrales, como un circuito conectado al resto del cuerpo humano, en forma de redes interconectadas o interrelacionadas entre sí en todo el cuerpo y de ahí en conexión en red con otros cerebros en hiper alta potencia cerebral o potencial neuroakashico®, hacia los grandes sistemas de redes y a la GMA.

Entre los beneficios de recibir esta clase son: equilibrio en los niveles de desarraigo y anclaje mayor, equilibrio del potencial cerebral o potencial neuroakashico®, equilibrio principio femenino y masculino, equilibrio de la coherencia y estado armónico, integración del sistema y linaje ancestral. Integra la no-separación, como la energía del dinero, amor, otras realidades, entre otros.

## Sistema de redes Neuroakashico®

La finalidad es integrar el 4º. acto, convertirte y transformarte en el gran observador de los sistemas de redes y la gran matrix akashico®, con la cual se sientan las bases del observador desde la clase de Activador Akashico® Luz Ilimitada®, para llegar a esta clase de Sistemas de Redes, en donde eres el observador actuando desde el gran observador; eres el gran observador, eres parte de esa gran matrix Akashico® y los sistemas de redes.

En esta clase se integra al gran observador, el proceso de integración y la *no separación* en los sistemas de redes.

## Neuroakashico® gran sistema de redes

Esta clase avanzada el observador se transforma en el gran observador, en el equilibrio de la hiper alta potencia cerebral o potencial neuroakashico®, esto es la conciencia de unidad. En donde a través de las capacidades superiores como la visión remota avanzada, observa y navega en el gran sistema de redes. Además, permite desarrollar la máxima potencia y rendimiento cerebral creativo, coherente y expansivo; el equilibrio de los sistemas de redes ancestrales, familiares, universales, galácticos, multi universo, el gran observador, la transformación, la interacción en y desde el gran sistema de redes, la gran conciencia de unidad, los campos n+1, equilibrio, bienestar, salud, plenitud, en un proceso coherente, progresivo, esencial y creativo.

## Activador akashico® cristales

En este campo n+1, se continúa integrando al gran observador e interactuando con la conciencia de la madre tierra Gaia. Los beneficios que aporta son, la visión remota expandida y la relación con los cerebros expandidos en la conexión en red. Los cristales funcionan como vehículos y amplificadores de la señal de los campos n+1, en los sistemas de redes neuronales, dentro de este campo n+1, las ondas gamma tienen beneficios.

El aprendizaje se logra a través de cuatro sesiones desde

el campo n+1, de activador akashico® cristales, usando como vehículo los cristales, cuarzos, gemas, piedras, etc. Este, puede ser tomado en modalidad presencial o a distancia, grupal e individual aplicado a niños, jóvenes y adultos: activador akashico® cristales, visión remota, campos n+1, individual y grupal.

Esta, es la explicación del uso de cristales como vehículo en el campo, sucede que cuando un objeto actúa como vehículo en el campo n+1, los vehículos en los campos n+1, pueden alterar la estructura de los sistemas de redes interrelacionados de la gran matrix akashico®, por lo que se producen patrones de interferencia decodificables por el panel de control o panel de información expandia.

## Activador akashico® prenatal & birthing

Se ha observado a estudiantes dentro del programa de neuroakashico®, en el proceso del post parto, maternidad y nacimiento de sus bebes. Hay un equilibrio, efecto neuronal en y desde las mujeres embarazadas y los bebes como resultado de las sesiones o clases de Neuroakashico®, ya sea en línea o presencial.

Realizamos un estudio con los niños y niñas nacidas dentro de los campos n+1 de neuroakashico®, el resultado arrojó que son niños y niñas emocional y mentalmente más equilibrados, con habilidades y talentos muy avanzados, con la capacidad visión remota del observador y el equilibrio en el potencial neuroakashico®, su conexión neuronal, visión remota evolucionado y avanzado, equilibrados, sanos, saludables, inteligentes, con dones, habilidades y potencialidades muy avanzadas, con mucha sabiduría e inteligencia, son líderes, con carácter firme en sus decisiones, amigables, observadores, honran los elementos agua, aire, tierra y fuego, así como aman la luna, tienen buena relación con los animales, son juguetones, observadores, amorosos y entendidos.

En esta clase, se trabaja desde los diversos campos n+1 para el estudio prenatal, perinatal, nacimiento y postnatal. Entre sus beneficios de recibir esta clase: acompañamiento y contención para la madre y bebe durante el pre y post parto, post natal.

**Activador akashico® niños**

La finalidad de este campo n+1, de esta clase, es integrar áreas de lenguaje, aprendizaje, contención mental, emocional, entre otros. Además, puedan equilibrar su potencial neuroakashico® e integrar todas sus capacidades superiores, las altas capacidades y las múltiples inteligencias. Se trabaja con una metodología especializada en niños; para integrar todos los beneficios que aporta esta clase, desde los beneficios de las ondas gamma, que les contribuye a los niños a lograr el estado armónico, ecuánime y equilibrado, reactiva áreas y funciones del cerebro. Visión remota, fortalece sistema inmune, regula metabolismo, regenera células, activa memoria y repara tejidos celulares, repara el ADN.

**Activador akashico® musical**

Esta clase, tiene la finalidad de integrar las frecuencias sonoras en hertz, accediendo a este campo n+1, usando como vehículos los diversos instrumentos musicales, como cuencos, gong, campanas, tambores, guitarra, piano, violín, entre otros; recibir el beneficio de la música, es el conjunto de sonidos que se ancla al campo.

La luz es sonido y éste lee la vibración y frecuencia del campo, lleva la pauta para corregir, armonizar, restructurar y ajustar dicho campo. En algunas ocasiones, se desfragmenta el sonido en palabras y se agrupan en bandas 1 y 2, 3 series de 3 y se integran en espacio-tiempo, además, se localizan y focalizan en algún punto de los sistemas de redes.

**Activador akashico® negocios**

En esta clase se trabaja desde este campo n+1, con el objetivo de saber cómo funciona el cerebro y los sistemas de redes neuronales; indistintamente desde cualquier área o profesión en la que te encuentres, hoy día es importante saberlo, conocerlo y practicarlo. El participante observador, podrá integrar los factores de riesgo psicosocial, así como promover un entorno organizacional favorable en los centros de trabajo

Este campo n+1, favorece la conexión empresarial y el trabajo en equipo, aporta algo *más* que nadie ha visto, probablemente a la conciencia colectiva que es la direccionalidad de la colectividad de estar en relación directa, o la conexión en red a algo más grande. Se requiere del observador para integrar la aversión y temor al riesgo, ya que los campos n+1 de los negocios, empresas y/o corporaciones están listos para accederlos en su estado armónico; son las redes humanas que están en el proceso continuo, coherente y progresivo para integrarse a algo más grande. La finalidad del líder de la conciencia es ver el mundo como una red que todo está conectado con todo sin separación y que forma una red con el vehículo del dar y compartir.

**Activador akashico® lugares**

Su finalidad es acceder a este campo y realizar estudios a lugares como: casas, edificios, terrenos, entre otros. Los beneficios de recibir una sesión Activador Akashico® Lugares son: integración, bienestar, equilibrio del campo n+1: casa, terreno, edificio, etc. para transformarse en lugares prósperos y abundantes, mejora la salud física, mental y emocional de los propietarios, habitantes y visitantes. La primera sesión de Activador Akashico® matrix lugar, es la energía, materia, protones, neutrones, electrones del lugar. La segunda sesión de Activador Akashico® Lugares campo n+1, son las neuronas del lugar y la tercera sesión de Activador Akashico® redes lugar, es el conjunto de todas las neuronas interrelacionadas del lugar.

**Activador akashico® animales**

Este campo n+1, aporta la conexión directa con los animales y la relación con la naturaleza, en donde la manifestación de los animales entra en la conexión total con la madre tierra. Cada animal abona al campo, los animales nos ayudan a estar en conexión de unidad con el todo. Además de los beneficios, nos brindan el equilibrio de neurotransmisores y los hemisferios cerebrales. Hay que recordar que los animales tienen potencial neuroakashico®, esta clase les ayudará a estar en bienestar y plenitud.

## Neuroakashico® negocios

En esta clase desde este campo n+1, la finalidad de neuroakashico® Negocios, es preparar al usuario para convertirse en el líder de la conciencia, en un negociador y mediador efectivo, eficiente y productivo, para que este pueda lograr negociaciones coherentes, progresivas y exitosas. Consiguiendo así, efectos y resultados perdurables, medibles e impecables. Además, facilitar al usuario a aumentar el nivel de conciencia sobre el entorno que le rodea, como beneficia o afecta su interacción con éste, mediante la identificación y conocimiento de los campos n+1.

Enseñar al negociador a integrar las estrategias y habilidades de negociación y comunicación en los campos n+1, bajos los principios de unidad en un proceso continuo, integrado y expandido. Se enseña el conocimiento de los campos n+1, desde el inicio hasta el final de la negociación y de los sistemas de redes para conocer y ubicar a los componentes y elementos del campo, circunstancias, eventos, personas, etc.

Así también, colocar holográficamente información en el campo n+1, en este caso al problema se ancla la solución en el campo n+1 dentro de la simulación del campo interactivo n+1. El campo n+1, es conocimiento e interacción con el entorno en general y con los sistemas de redes respectivos, para impactar holográficamente en los resultados de la negociación.

A lo largo del desarrollo de esta clase, podrás mejorar tus habilidades de contención mental y emocional, manejo de emociones y empatía en la negociación; así también como la construcción de acuerdos desde los principios de unidad, para ser un líder de la conciencia y un experto negociador, coherente y consciente. Se necesitará anclar al campo, la solución y la negociación del conflicto, para finalizar la negociación ecuánime y con direccionalidad desde la conexión en red hacía la unidad.

## NeuroAkashico® Cristales

En esta clase avanzada, se accede a campo n+1, se equilibra la potencia cerebral o potencial neuroakashico® para lograr llegar al hiper alto nivel, que es la nueva conciencia, la nueva realidad, la nueva creación de campos n+1, la integración del gran sistema de redes.

## Nuevo modelo educativo

En este libro, se plantea un nuevo modelo educativo integral correspondiente a esta nueva era, una educación creativa y colaborativa, basados en principios de unidad, en equipo puedan dar soluciones a los conflictos y problemas. Este modelo educativo se basa en estándares de competencias, que son el conjunto de conocimientos, habilidades, destrezas y actitudes, con la que debe contar una persona para ejecutar una actividad laboral, con un alto nivel de desempeño.

Además, este modelo educativo Neuroakashico® se fundamenta en las competencias socioemocionales como lo indica la Organización para la Cooperación del Desarrollo Económico (OCDE) en su página. En el modelo de habilidades sociales y emocionales, en sus ejes rectores deben ser incluidas las características de: colaboración, mente abierta, comprometerse con otros, la regulación emocional, el desempeño de habilidades, dentro de las cuales están: la sociabilidad, asertividad, tolerancia, creatividad, empatía, cooperación, confianza, control de las emociones y resistencia al estrés, responsabilidad, motivación, autocontrol, entre otros.

En un proceso de aprendizaje continuo, para lograr la integración de las inteligencias múltiples y lograr equilibrio, bienestar y productividad, la cual integra las habilidades y las altas capacidades con herramientas flexibles, efectivas y durables, en un proceso de enseñanza consciente, continúo, coherente, progresivo y expansivo, para lograr la conciencia de unidad, por medio de herramientas de contención y técnicas didácticas.

Neuroakashico®, es un modelo educativo integral, es adaptable y autosustentable. Integra algunos aspectos de la metodología SOLVE desde la perspectiva de igualdad de género y de la confidencialidad, con la finalidad de implementar acciones para promover la salud en los individuos, en el trabajo, familia y vincule al entorno, la comunidad y otras instituciones.

Jacobo Grinberg, en su libro "cerebro consciente", menciona que *la labor educacional de nuestra era debería consistir en hallar técnicas para la decodificación del registro akashico, más que la de transmitir información concreta. Nuestros niños deberían aprender la utilización y manejo de estas técnica para así recorrer el conocimiento contenido espacio-tiempo,* esta es la razón de la existencia de este modelo Neuroakashico®.

Grinberg, también mencionaba que los esquemas geométricos, las imágenes visuales, códigos, al ser visualizados, activan un estado cerebral que sirve para activar un campo neuronal (Grinberg, 1991, pg.80). Nuestro modelo, se basa en patrones holográficos, de manera interactiva que son los combustibles celulares Neuroakashico®, como la propuesta de la nueva educación, que el sistema educacional debería fomentar para el desarrollo de imágenes, como base para la adquisición de conocimiento.

Nosotros, planteamos una metodología que integra y forma el nuevo modelo educativo para niños y adultos; la nueva educación creativa y de unidad, para que en equipo se solucionen de manera efectiva y asertiva las soluciones correspondientes. Así pues, este libro plantea un modelo educativo Neuroakashico®, el cual integra las habilidades y las altas capacidades de un verdadero líder de la conciencia con herramientas flexibles, efectivas y duraderas, en un proceso de enseñanza consciente, continúo, coherente, progresivo y expansivo para lograr la conciencia de unidad, por medio de herramientas de contención emocional y mental, técnicas didácticas, en un proceso de aprendizaje continuo y el desarrollo de competencias para lograr la integración, equilibrio, bienestar y productividad.

A través de tres ejes y de una educación continua virtual, el programa de Escuela Akashica® Virtual, nos ofrece en modalidad en línea una plataforma E-learning, conferencias, master class y congresos. Estamos compartiendo el programa de Neuroakashico® channel, para compartir y expandir a nivel internacional. El segundo eje, es la creación de parques temáticos virtuales y presenciales, el último eje, es la creación de campus, virtuales y presenciales, ciudades y comunidades Neuroakashico®.

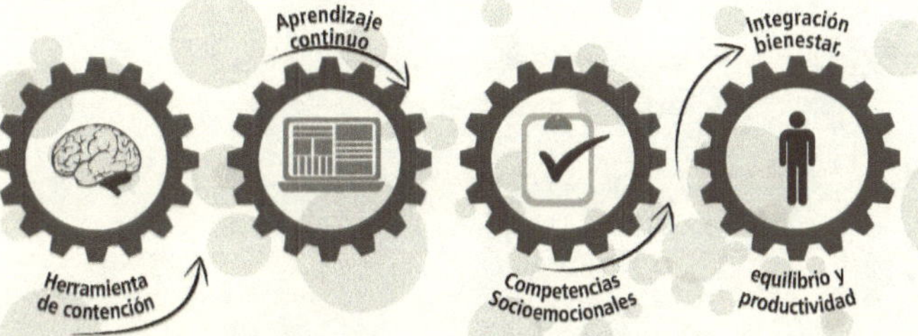

## Conclusión

El proceso de elevar la conciencia es un tema sustancial de salud hoy día, donde es vital la importancia de nuestra salud mental. Neuroakashico®, como nuevo modelo educativo integral, aportando beneficios como contención emocional y mental, en atención a los factores psicosociales, de nuestra misión, que es compartir y expandir día a día.

La finalidad es lograr ser líderes de la conciencia. La verdad es el paso, es el proceso en el cual se define la luz, el paso entre lo que separa hacia la unidad, es dejar entrar la verdad al corazón, lo que estas viviendo actualmente es el paso antes de integrar la no-separación. Esta no-separación tiene que ver con el cableado neuronal, ya que forma una nueva red celular neuronal en el cerebro, no tiene que ver con los actores divinos sino con integrar el principio de la no-separación a través de los combustibles neuronales Neuroakashico®.

Tenemos hoy día la herramienta de transformación en los sistemas de redes neuronales y hacia el gran sistema de redes. Se puede medir y comprobar el nivel o grado y la existencia de la conciencia a través de Neuroakashico® a través de algunos factores como: la teoría de los campos n+1, niveles de oxígeno en la sangre, frecuencia cardíaca, la medición de los niveles de desarraigo y anclaje mayor, éstos últimos representan la medida de los grados o niveles de conciencia; la relación y la confirmación de que formamos parte de un gran sistema de redes en conexión en red con otros cerebros y la existencia del hiper alta potencia cerebral o potencial neuroakashico®, esto es el hiper estado armónico, hiper alta coherencia del corazón-cerebro, el equilibrio pleno, la super o supra conciencia, la conciencia de unidad. Neuroakashico® es replicable y todo lo que se replica es ciencia.

Actualmente el avance neuronal cerebral que existe ha avanzado en cuanto al conocimiento. Neuroakashico®, nos permite ser mejores seres humanos, dotados de todas las habilidades y capacidades superiores, permitiéndonos crear nuevos campos n+1 para formar un nuevo gran sistema de redes, para el bienestar, amor y equilibrio de toda la humanidad.

Por ello, estamos listos para compartir esta nueva forma, herramienta de vida, modelo educativo integral, que tiene por finalidad llegar a ser compartido y expandido a nivel nacional e internacional en escuelas, instituciones privadas y públicas, empresas, negocios, corporaciones, organizaciones, áreas de salud, seguridad, entre otros.

Podemos decir que una de las misiones es convertirnos y lograr a través de este conocimiento, ser los mejores seres humanos, mejores personas, encontrar el amor y vivir en la unidad, honrándonos los unos a los otros. Todo ya es, ya está, no hay expectativa, donde está el todo y la nada, donde no hay espacio para juicio, expectativa más que el amor y la verdad. Conectar y trabajar nuestro propio proceso de evolución, ahí donde se haya en el corazón como asiento para reconectar con nuestro origen, propio amor y luz que se haya en el corazón, donde no hay intervención, se manifiesta el amor y la verdad durante la conexión.

Neuroakashico®, el gran observador es nuestro corazón,

es el corazón de la madre tierra Gaia, el propósito es generar conciencia de amor en ti, en la generosidad de tu corazón. No importa los escenarios, las personas, los roles, etc. cuando el amor ya es dentro de cada uno, expandido y amplificado. Permitirnos ser y actuar desde el gran observador, integrar y trabajar todos los días los principios de unidad para lograr nuestro propio equilibrio.

Si tu relación con el dinero, responde a la relación que tienes con la luz, la energía del dinero es ilimitada; las cosas no tienen que tener intención, basta con observar a que se realice el proceso del gran observador, para que se materialice en el campo n+1, más que la intención propiamente.

El principio del dar, es el motor para crear algo más grande y darle continuidad en los sistemas de redes neuronales. En el principio del dar, se integra Neuroakashico® para equilibrar el potencial cerebral y dar solución a algunas enfermedades. Así mismo, da paso a la creación de nuevas ciencias, nuevos campos n+1, nuevas leyes, hacia una nueva era de la integración y hacia la nueva medicina, que permitirá integrar los sistemas de redes familiares.

Encontrarnos a nosotros mismos es nuestra tarea de todos los días, así como fortalecer nuestra conexión con el amor e integrar la no separación entre el observador y lo observado. ¿Qué es la luz? La luz es saber que no haya nada más que: tú y la luz, la luz eres tú, resultado: el uno, la unicidad y el entendimiento son la luz. Saber que, dentro del proceso de integración, la hebra, el gen de luz fotónica y la doceava hebra en nuestro ADN que nos conecta con nuestra propia luz, ya es en nosotros, lo que siempre hemos sido, lo que somos y lo que seremos.

La medicina como la conocemos actualmente, va a cambiar a la nueva medicina, la ciencia dará un salto a la gran transformación para dar lugar a las nuevas ciencias, nuevas leyes; los ciclos de la vida y la muerte estarán como uno solo, sin separación, ya que la muerte es volar en las redes. El despertar de la conciencia es el gran observador, la conciencia de unidad es inevitable; en su conjunto como conciencia de unidad, se está moviendo el campo electromagnético de la tierra.

Lo que define es el nivel alto o hiper alto, que trabaja en el lenguaje transformador en las redes neuronales y realiza el efecto modulador, anclándose al campo n+1 y logrando resultados. El usuario, tiene la finalidad de la conciencia para lograr efectos más profundos e inimaginables que puedan existir. El cerebro ve una oportunidad donde otros no lo ven visiblemente. El dinero es luz y por tanto es ilimitado, nunca se va acabar, las cosas dependen de cómo las veas, por lo que la realidad puede ser percibida de manera diferente, debido al nivel de conciencia Neuroakashico®. La capacidad de salir adelante es la resiliencia, que es ver la luz donde hay caos.

El secreto, consiste en dejar ser, observar y confiar en que algo más grande se acomoda y se ajusta, lo que corresponda para cada uno en el sistema de redes respectivo y correspondiente, sin forzar y sin preocuparte de absolutamente nada, observar sin juicio y sin expectativa, a través de los ojos de luz ya del amor que es la fuerza de la creación y el motor de la vida misma. Llegar al amor, de ahora en adelante será tu gran maestría interna.

El hiper alto potencial, es lo que siempre has buscado, y es vivir plenamente en conciencia de unidad. El ser humano es amor, sin separación que es la fuerza creadora magnifica y magnificente dentro de su corazón. Eres la gran red que integra los sistemas de redes, son también todos los sistemas familiares, el sistema de linaje ancestral, masculino y femenino. Entender que a veces, para avanzar en nuestro proceso de evolución, las personas están y otras no, y es normal, observa y desarrolla la capacidad del observador.

La finalidad es crear, generar e integrar la conciencia de unidad desde la educación, para reestructurar el tejido social e integrar a las familias en los sistemas de redes, dando lugar al padre, a la madre e integrando al todo. Permitirte observar e integrar los principios de unidad y comparte a niños, niñas, mujeres, hombres y familias, en las diversas áreas como la salud, educación de los niños y adultos para la conformación e integración de las familias.

La manera de hacer los negocios ya se transformó, dado que la relación con el principio del dar y nuestro entorno cambió en una nueva transformación del dar en las relaciones humanas. Aprende e integra los principios de unidad en los negocios, empresas, organizaciones y corporaciones. Conviértete en el líder de la conciencia poniendo al servicio, tus talentos, dones y habilidades a otros. Da, comparte y expande.

Cuidar nuestro planeta, trabajar por la justicia y la paz, conformarnos como ciudades autosustentables, desde la perspectiva de género, igualdad, paridad y logrando bienestar, equilibrio y salud; retomar los principios de unidad y lograr mayor conciencia a través de la formación Neuroakashico®. Habrá que mantener el equilibrio de los campos n+1, en los sistemas de redes y la gran matrix akashico® para lograr el hiper alto potencial neuroakashico®, este es el fundamento y siguiente paso a la unificación de la realidad.

Cultiva tu fe, compromete al proceso y todo será dado, porque cosas maravillosas acontecerán, abre tu corazón, abre tu mente, el mensaje es para todos. Es momento de reconocer el momento presente y atesorar lo que hoy se está viviendo, sin sentir que cargamos. Un practicante comparte y expande la luz, un facilitador transmite, vive, experimenta y expande la conciencia de unidad. Atrévete a vivirlos.

La persona no es quien decide que tomar del campo, es el campo mismo quien decide y pone lo que requiere al gran observador, ya que este es sabio e inteligente. No hay nada de qué preocuparse, que el mañana se preocupará de sí mismo. No hay plan, no hay camino, porque tú eres el plan, tú eres el camino, eres el gran observador. Por lo que nuestra finalidad es transmitir los combustibles Neuroakashico® para integrar los principios de unidad y ponerlos al servicio del campo; es decir abonar al campo es equilibrar nuestra potencia cerebral, nuestro potencial neuroakashico®.

A manera de concluir este libro, quisiera recordar a todos mis lectores que aprender a ver nuestro propio mundo, sin juicios ni expectativas, nos ayuda a transformar nuestro propio mundo; las experiencias previas nos ayudan a ser los mejores humanos hoy. Ser *el gran observador* de tu propia vida es la libertad, es permitirte observar lo extraordinario, para lograr sociedades, ciudades y comunidades más organizadas, solidarias, creativas, colaborativas, plenas y expansivas de conocimiento. A continuación, un poema de mi autoría, inspirado en la luz, *tu luz*.

Poema de luz

Y si en todo acto de amor esta la luz,

la consecuencia es el mismo,

el acto humano hacia la luz ya es,

la luz está obrando en ti,

te veo con el mismo amor

con lo que la luz te vería,

la pieza que faltaba eras tú,

mi lección es ver la luz,

y encontré la luz en mis actos

cuando buscaba a alguien más,

la luz estaba ahí

experimenta el amor sin separación

como ves al prójimo esa es tu relación con la luz.

Honramos nuestro trabajo y el de nuestros ancestros. ¡Que tus enseñanzas sean impartidas por toda la humanidad!, que llegue a todos los rincones de todas las naciones!

La luz ya es en mí, la luz ya es en ti, la luz ya es en nosotros!.

# Glosario

**ABC del observador:** refiere a la integración de los pasos para lograr el entendimiento del gran observador.

**ADN:** es el ácido desoxirribonucleico, proteína que se encuentra en el núcleo de las células y constituye el principal componente del material genético de los seres vivos.

**Biohemático:** refiere a la unión de dos palabras bio, vida y hemático de la sangre, lo que es la vida de la sangre; para nosotros es el catalizador y motor que purifica las células en la sangre.

**Células gliales o células de glía:** forman parte del sistema nervioso. En el cerebro, las células de glía pueden controlar la muerte o la supervivencia de las neuronas. Cumplen la función clave en el desarrollo de enfermedades neurológicas.

**Complitud:** refiere al acto de la totalidad.

**Desmitificar la luz:** reduce lo místico o sobrenatural que se le atribuye a la luz y evidencia con hechos reales lo que se considera alejado de la realidad.

**Delta, Theta, Alfa, Beta y Gamma:** se consideran las ondas cerebrales que son la actividad eléctrica producida por el cerebro, se dividen en 5 ondas que indican el estado del funcionamiento del cerebro.

**Disruptivo**: termino en inglés que refiere al cambio.

**DMT**: dimetiltriptamina, sustancia química, también llamada la partícula divina que conecta hacia algo más grande, tiene una relación intrínseca con los cristales del tiempo y brinda la capacidad de observar en las diversas realidades en las líneas y ciclos del espacio-tiempo.

**Efecto Meissner:** esto refiere a cuando un imán levita o cuando se coloca sobre un material superconductor.

**Emotio:** refiere al sentimiento de la palabra emoción en latín.

**Expandia**: refiere al término que se designa a una máquina, llamada también panel de control o de información contenida en los sistemas de redes.

**Gaia:** hace referencia al planeta tierra.

**GMA:** es una de las formas en que podemos llamar a la gran matrix Akashico®, la misma maquinaria que contiene todos los sistemas de redes.

**Hiperneuronas:** o también llamadas neuronas madre de nuestro planeta tierra Gaia, que están conectadas con nuestros hemisferios cerebrales, corazón, coxis y hacía el cristal central de la madre tierra.

**Memoria del futuro:** hace referencia al significado de viajar a través del tiempo o de los sistemas de redes.

**Neuroplasticidad:** es la capacidad y potencialidad del sistema nervioso a moldearse y formar nuevas conexiones nerviosas.

**Resonancias Schumman**: refieren al latido o corazón de nuestro planeta tierra, es el indicador o medidor del campo magnético de la tierra.

**SOLVE:** es la metodología de la Organización Internacional del Trabajo (OIT), que integra la promoción de la salud a la política de la seguridad y salud en el trabajo. Contribuye a la prevención de los riesgos psicosociales y el bienestar en el lugar del trabajo; que tiene 9 ejes rectores: estrés, estrés económico, VIH, nutrición, sueño saludable, alcohol y drogas, tabaco, actividad física y violencia.

**Polímata:** hace referencia a una persona que posee todos los conocimientos o sabiduría y es sinónimo de capacidades superiores o altas capacidades.

**Punto de encaje:** refiere a las emanaciones que ejercen de afuera y adentro del capullo o huevo luminoso: es lo que posibilita percibir y a su vez, es el punto de encaje.

# Bibliografía


- Paolelli, E. (2014). *La nueva frontera de la neurociencia.* Italia: Nuova Ipsa Editore.

- Braden, G. (2007). *La matrix divina: un puente entre el tiempo, el espacio, las creencias y los milagros.* 2ª. Edición. México: Editorial Sirio. Estados Unidos: Hay House.

- Pribram H. y J. Martín Ramírez. (1980). *Cerebro Mente y Holograma; 1ª. Edición.* España: Editorial Alhambra S.A.

- Grinberg, J. (1988). *Psicofisiología del poder.* 1ª. Edición. México D.F.: Instituto Nacional para el estudio de la Conciencia.

- Grinberg, J. (2008). *Fluir en el sin yo.* 1ª. Edición. México, D.F: Ediciones B México, S.A de C.V.

- Fuster, M. (2015*). Neurociencia; los cimientos cerebrales de nuestra libertad.* México D.F.: Ediciones Culturales Paidós, S.A. de C.V.

- Grinberg, J. (1991). *La teoría sintérgica.* 1ª. Edición. México D.F.: INPEC.

- Grinberg, J. (1976). *El vehículo de las transformaciones.* 1ª. edición. México, D.F.: Editorial trillas.

- Dispensa, J. (2008). *Desarrolle su cerebro, la ciencia para cambiar la mente,* Buenos Aires, Argentina: Editorial Kier S.A., 1ª. Edición.

- Marín, G. (1999). *Para leer a Carlos Castañeda.* 2ª. Edición, México, D.F.: Colofón, S.A.

- Grinberg, J. (1979). *El cerebro consciente, psicofisiología de la conciencia 2*. 1ª. Edición. México: Editorial Trillas.

- Attie Leah B. y Valle, A. (2017). *Alicia en el país de la conciencia, sobre Grinberg y su desaparición*. México: Lunaria Ediciones.

- Mc Taggart, L. (2007). *El campo*. 2ª. Edición. España: Editorial Sirio, S.A.

- Lipton, Bruce; *la biología de la creencia. 1ª. Conferencia Latinoamericana Internacional*. Buenos Aires, Argentina. www.creandotuvida.com

- Dr. Ryke Geerd Hamer- *El origen del mal (del cancer) (TVE 1995) completo*. Recuperado de: https://m.youtube.com/watch?v=x3jVN5-UVRs

- Sciotto, E. y Niripil, E. *Ondas cerebrales, conciencia y cognición. Organización para la prevención y promoción de la salud en la educación*. Recuperado de: *https://www.academia.edu/35611100/ONDAS_CEREBRALES_CONCIENCIA_Y_COGNICION*

- Castellano López Bernardo y Berta González de Mingo. Neurociencia, mente y cerebro. Investigación y Ciencia. Recuperado de: https://www.investigaciónyciencia.es/revistas/mente-y-cerebro/emociones-musicales-402/clulas-gliales-4479. Julio/agosto 2005.

- Martinelli, A. *Nikola Tesla y su viaje en el tiempo: "vi el pasado, el presente y el futuro al mismo tiempo*. Recuperado de: https://youtu.be/nA44945OGgc

- Mather, T. (2018). *How heart rate variability affects emotion regulation brain networks*. Recuperado de: Curr Opin Behav Sci.Doi:10.106/j.cobeha.2017.12.017

- Fuster, J. (s.f.). *Redes110: El alma está en la red del cerebro, neurociencia*. Recuperado de: https://www.youtube.com/watch?v=jgTH2Sb5pys

- Saadoun, Angeline, (s.f.); *se confirma la existencia de cristales de tiempo, un nuevo estado de la materia*; recuperado de: https://www.vix.com/es/ciencia/177359/la-ciencia-descubrio-que-los-rasgos-de-nuestro-rostro-tienen-esta-increible-relacion-con-nuestro?utm_source=next_article

- Educación social y emocional. (s.f.). Recuperado de: https://www.oecd.org/education/ceri/study-on-social-and-emotional-skills-the-study.htm

- Investigación de coherencia global; recuperado de: https://www.heartmath.org/gci/research/global-coherence/

- https://www.ilo.org/safework/info/instr/WCSM_203117/lang--es/index.htm

- https://definicion.de/desmitificar/

- https://es.m.wikipedia.org/wiki/Dimetiltriptamina

# Escuela Akashica ®

Certificación Internacional NeuroAkashico®

Por Akashic School Inc

Plataforma E-Learning y/o presencial

1) Activador Akashico ® Luz Ilimitada ®, Practicante

2) Activador Akashico ® II, Practicante

3) Conexión Akashico ®, Practicante

4) Activador Akashico ® Luz Ilimitada ® Facilitador

5) Activador Akashico ® II, Facilitador

6) Conexión Akashico ® Facilitador

7) Conexión Neuroakashico ® Practicante

8) Expandia Neuroakashico® Practicante

9) Sistema de Redes Neuroakashico ® Practicante

10) Neuroakashico®, Gran Sistema de Redes

11) Conexión Neuroakashico ® Facilitador

12) Expandia Neuroakashico® Facilitador

13) Sistema de redes Neuroakashico ® Facilitador

14) Neuroakashico®, gran sistema de redes, Facilitador

Clases Avanzadas:

- Activador Akashico® Danza

- Activador Akashico® Musical

- Activador Akashico® Oratoria

- Activador Akashico® Cristales

- Activador Akashico® Escritores

- Activador Akashico® Negocios

- Activador Akashico® Animales

- Activador Akashico® Niños

- Activador Akashico® Lugares

- Activador Akashico® Prenatal & Birthing

- 4 días, Campo (n+1)

- 3 días, NeuroAkashico® Business

- 3 días, NeuroAkashico® Cristales

- 2 días, Relaciones de amor

- 2 días, Ciclos del tiempo

# Neuroakashico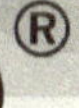®

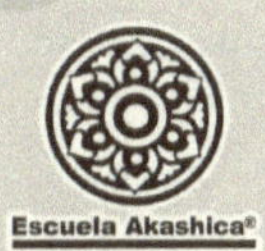


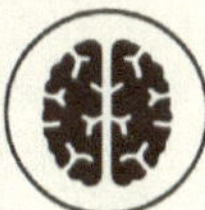

- **Activador Akashico® Luz Ilimitada®**
- **Activador Akashico® II**
- **Conexión Akashico®**

Activador Akashico® Luz Ilimitada® Facilitador
Activador Akashico® II Facilitador
Conexión Akashico® Facilitador

- **Conexión NeuroAkashico® II**
- **Expandía NeuroAkashico®**

Conexión NeuroAkashico® Facilitador
Expandía NeuroAkashico® Facilitador

- **Sistema de Redes NeuroAkashico®**
- **NeuroAkashico® Gran Sistema de Redes**

Sistema de Redes NeuroAkashico® Facilitador
NeuroAkashico® Gran Sistema de Redes Facilitador

## Continúa Expandiendo

- Activador Akashico® Lugares
- Activador Akashico® Negocios
- Activador Akashico® Niños
- Activador Akashico® Cristales
- Activador Akashico® Prenatal & Birthing
- Activador Akashico® Animales
- Activador Akashico® Escritor
- Activador Akashico® Pintura
- Activador Akashico® Danza
- Activador Akashico® Musical
- Activador Akashico® Oratoria

7 días
- **Gran Sistema de Redes**

4 días
- **Sé el campo (N+1)**

2 días
- **Relaciones de Amor**

2 días
- **Ciclos del Tiempo**

Programas de 21 días
- **Expansión del Ser**

www.escuelaakashica.com / www.neuroakashico.com

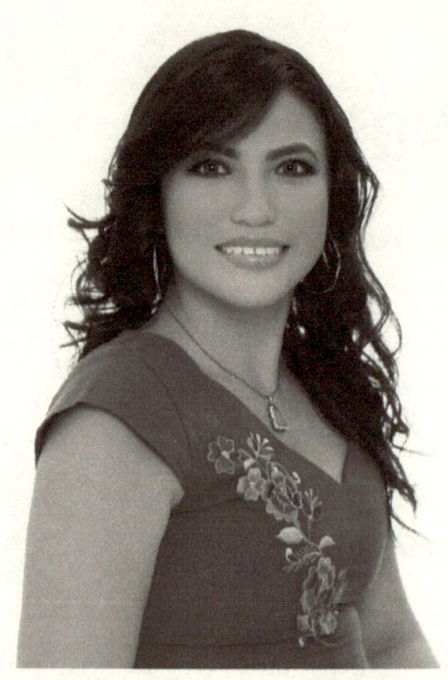

Contacto:

Para contactar a la autora y conocer más acerca de la formación:

info@neuroakashico.com

www.neuroakashico.com

www.escuelaakashica.com

fb: Escuela Akashica

fb: Ana Silvia Lara

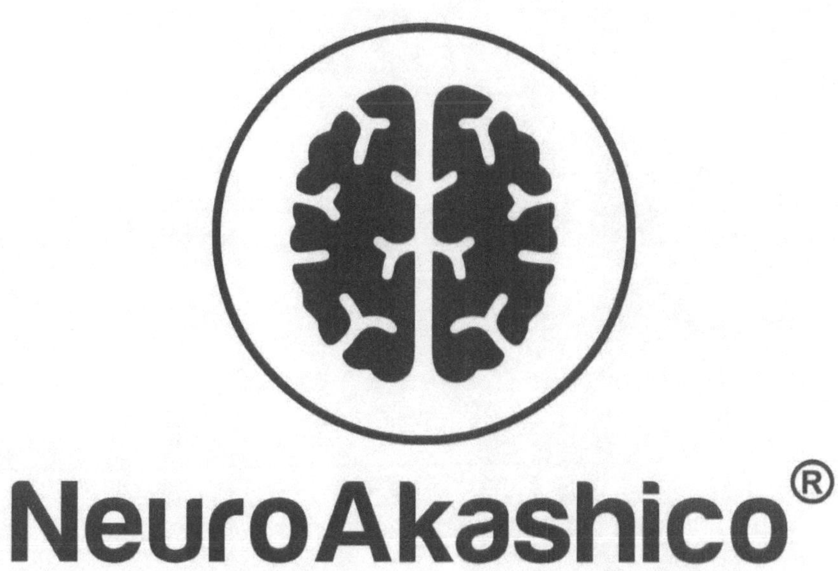
NeuroAkashico®